健康中国行 系列丛书

台湾旺文社·授权出版

高血压病

中西医治疗与调养

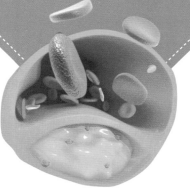

杭群◎著

中国人口出版社
China Population Publishing House
全国百佳出版单位

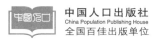

图书在版编目（CIP）数据

高血压病中西医治疗与调养 / 杭群著. –– 北京：
中国人口出版社, 2016.2
　（健康中国行系列丛书）
　ISBN 978-7-5101-4130-0

　Ⅰ.①高… Ⅱ.①杭… Ⅲ.①高血压—防治 Ⅳ.
①R544.1

中国版本图书馆 CIP 数据核字(2016)第 022656 号

版权登记号：01-2015-7900

高血压病中西医治疗与调养

杭群 著

出版发行	中国人口出版社	
印　　刷	三河市兴国印务有限公司	
开　　本	880×1230　1/32	
印　　张	6	
字　　数	300 千字	
版　　次	2016 年 2 月第 1 版	
印　　次	2016 年 2 月第 1 次印刷	
书　　号	ISBN 978-7-5101-4130-0	
定　　价	24.80 元	

社　　长	张晓林
网　　址	www.rkcbs.net
电子信箱	rkcbs@126.com
电　　话	（010）83519390
传　　真	（010）83519401
地　　址	北京市西城区广安门南街 80 号中加大厦
邮　　编	100054

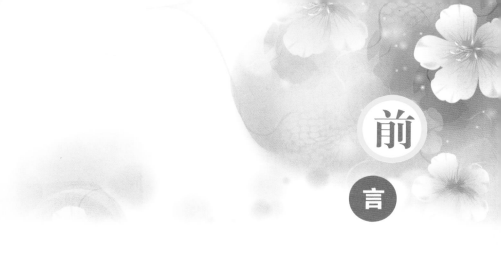

前言

　　高血压病是现代社会中，发病率极高的一种疾病，近年来，随着经济的发展、生活水准的提高和人口高龄化问题的出现，高血压病的发生率较以前明显提高。世界各国对本病的研究和防治都予以高度重视，这不仅是因为高血压患者众多，更主要的是由于它严重地威胁着患者的健康。高血压病是引起心力衰竭、肾衰竭、中风乃至猝死的重要原因。一般而言，高血压病的形成过程十分缓慢，可能会在十年、二十年甚至更长的时间里才发病，所以本病多见于中老年人。有些是在到医院做例行检查时发现患有高血压的，有些甚至是在发生中风之后才发现的，所以说，本病的发生具有相当程度的隐匿性，应引起中老年朋友的警惕。

　　一旦发现患有高血压病，患者通常会有两种截然不同的错误观念：一种是抱着无所谓的态度，觉得高血压病没什么了不起，无非是有些头痛、头晕而已，所以仍然不注意一些会加重病情的习惯，如抽烟、喝酒等。另一种观念是觉得高血压病太严重了，似乎高血压就意味着中风，以致精神高度紧张，一动也不敢动，生怕会引起中风。

1

之所以会产生以上两种错误观念，就是因为对高血压病的知识了解不够，而医师又很少有时间和耐心向患者做过多的解释。因此，就需要我们自己去了解有关于高血压病的知识，这对树立战胜高血压的信心极为有益。除了要了解高血压病的相关知识外，还应该知道高血压病的调养与康复方法，因为高血压病是一种慢性疾病，所谓"三分治七分养"的古话，在本病的康复中显得尤为重要，而高血压病的调养是需要读者自己了解与掌握的。

鉴于以上情况，我们编著了这本《高血压病中西医治疗与调养》，这本书与其他介绍高血压病的小册子相比有以下一些特点：①面向普通读者，用通俗的语言系统而详细地介绍了高血压病的一般知识；②重点介绍了适宜于中国人体质，并为中国人所乐于接受的中医治疗和调养方法；③以中医理论为指导，介绍了多种行之有效的自然疗法，如食疗、经络、穴道、气功等。

总之，希望读者通过本书的阅读，对高血压病有一个正确的认识，并利用本书所提供的各种治疗与调养方法，尽快地战胜疾病，恢复健康。

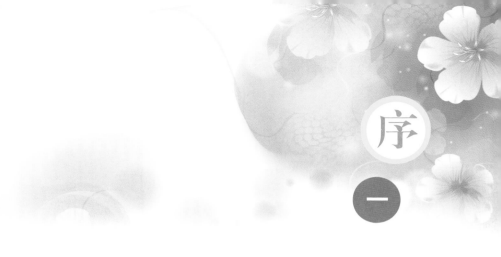

序

一

　　随着人类社会的发展，经济、生活水平的提高，人们对健康亦已日益关注；世界卫生组织（WHO）提出了21世纪人人享有健康的目标，这已成为世界各国医学界努力的方向。

　　然而，要达到这一目标的要求是相当困难的，虽然现代医疗技术已取得了长足的进步，医疗水平也在日新月异地发展，但人类所面临的疾病不仅没有减少，反而越来越多，越来越难以治疗，究其原因无外乎以下几种因素：①由于生活水准的提高，人们的饮食结构发生了极大变化，食肉多而食蔬菜少，人们往往进食了超出身体所需要的热量，由此带来的结果是所谓"文明病"的泛滥，如糖尿病、高血压、冠心病等，这些疾病均与饮食因素关系密切；②由于工业的发展，人类所生活的环境已受到极大污染，工业废气、废水及汽车废气等，使现在的人们难以呼吸到新鲜的空气；加上农药的大量使用，使得人体所受到的毒害远胜于昔，这种情况导致的疾病如癌症、哮喘等越来越多；③由于现代社会生活节奏加快，人际关系复杂，人们所承受的思想压力极其沉重，由此而造成人们精神上的紧张，亦可以引起一系列疑难杂症，如性功能障碍、更年期障碍综合征等，均与精神因素有关；④一些较为"传统"的疾病如肝病、胃病、肾病等，往往是由于病毒、病菌感染所致，这些疾病并未过多受益于现代医学的发展，因为迄今为止人类尚未发明能杀死病毒的药物。而一些抗菌药已产生抗药性。

以上这些因素并非孤立存在的，它们往往并存，相互促进，由此而导致现代社会各种疾病的层出不穷。

现代社会的疾病不仅多，而且难治，这已是众所皆知的事实，原因亦不难理解，因为现代社会的致病因素如饮食、环境污染、精神因素等，往往是日积月累之下导致人体疾病产生的，因而这些疾病往往具有慢性化的特征，一旦发病之后，身体器官往往已产生了极大的损害，要想完全恢复健康，决非是一朝一夕之事。这就如同古人所说的"病来如山倒，病去如抽丝"，因此，在现代社会中，要想获得健康、祛除疾病，仅靠医生的治疗是远远不够的，还需要患者对相关疾病知识有必要的了解，以便于患者在漫长的治疗康复过程中，既能配合医生的治疗，同时也能够进行自我监护、自我调养乃至于自我治疗。

本丛书的作者正是基于上述考虑，选择了危害人类健康的多种疾病，每一病种编辑一册，从疾病的发生、机转与预防，到中西医的检查与治疗；从各种行之有效的自然疗法，到各种疾病的自我调养，均作了详尽介绍。尤为可贵的是，这套丛书以广大普通人群所能接受的语言文字，把原本深奥、复杂的医学理论通俗化，使一般非医学专业人士从中既可了解到医学知识，又能利用其中所提供的方法来预防、治疗疾病，作者之用心可谓良苦。

这套丛书科学规范，有理有据，集科学性、实用性、通俗性于一身，是近年来不多见的医学普及性读物。鉴于各位作者均从事于繁忙的临床医疗及科研工作，能于百忙之中抽出时间编著这样一套丛书贡献于世，可谓善举。

作者是毕业于北京中医药大学的研究生，勤奋好学、学风严谨、品学兼优，与我师生多年，勤奋好学、学风严谨、品学兼优。他们从事于临床医疗工作后仍保持着兢兢业业的优良作风，孜孜不倦地为广大患者排忧解难，实属难能可贵。作为老一辈的医学工作者，看到这样一套高品质的著作造福人群，心中万分喜悦，愿以作序，并祝他们在今后的人生中，为人类的健康做出更大的贡献。

北京中医药大学原研究生部部长
北京中医药大学原各家学说教研室主任
博士导师　鲁兆麟　教授

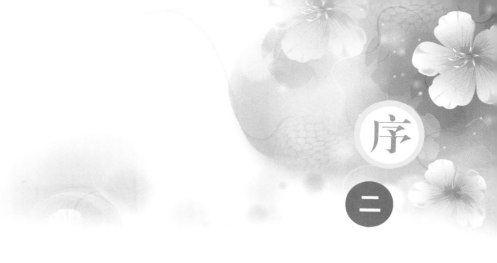

序

二

　　医学科学的发展与进步，带给世人有目共睹的巨大成就，以往常见的瘟疫、霍乱、伤寒、天花、肺结核、血吸虫病等疾患，随着现代抗菌药、疫苗及其他化学药品的发明，已纷纷被人类所征服，现在已较少出现，也不再是主要死亡原因。

　　但医学的进步毕竟是有限的，在一些疾病被克制的同时，现代仍有相当多，甚至更多的疾病在困扰着广大人群，且较以往的疾病更加难以治疗，如本套丛书所介绍的疾病，基本上属于现代社会的多发病、疑难病，现代医学迄今还没有太好的治疗手段。探究这些疾病为什么难治，我想与现代社会不同于以往的结构有关，这些疾病与现代社会中的环境污染、饮食欧化、精神紧张、运动过少等因素关系密切，很多疾病是在上述因素的综合作用下而产生的，病理机制十分复杂，治疗所涉及的层面亦相当广泛。

　　鉴于现代医学对一些现代疾病的治疗乏力，国内医学界很自然地将目光投向具有几千年历史的中医中药，经过几十年研究与运用，形成了独具中国特色的中西医结合疗法，并获得了极高的治疗效果。

　　所以，我十分欣喜地看到这套丛书的问世，它以一病一册的方式详尽介绍了现代社会常见疾病的有关知识，既有疾病的基本原理，又有中西医的诊断与治疗；既包括患者自己可以施行的自然疗法，又指出了患者在疾病调养与康复中所应遵循的原则、方法及注意事项等。全书内容丰富，语言通俗，所载治疗、调养方法翔实可靠。相信这套丛书的出版将给那些深受疾病困扰的患者带来惊喜与希望。各位作者均为高学历的医学专门人才，能在繁忙的临床工作之余，为广大民众编著这么一套健康自助性丛书，实属可敬。我已先睹为快，并乐而为之序。

中西医结合专家
北京中医药大学教授
黄作福

CONTENTS

目录

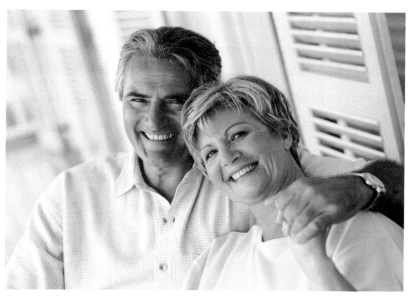

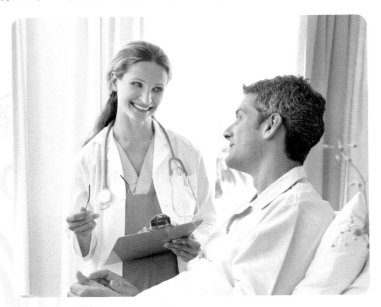

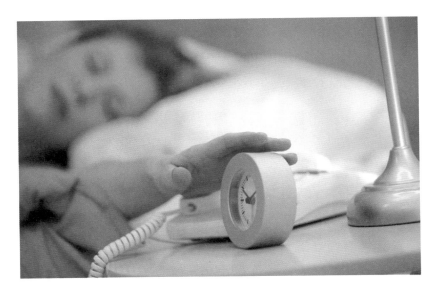

第一章 高血压的基础知识

　　您也许对高血压这个名词并不陌生，在我们的日常生活中，不时会听说某个同事或某位亲属得了高血压。的确，在生活节奏越来越快的现代社会中，有越来越多的人患上了这个令人烦恼的疾病。然而您可能会觉得这种病虽然很常见，但离您却比较远，因为您的身体一向很健康，甚至连感冒都不常得，您对自己的身体很有信心。

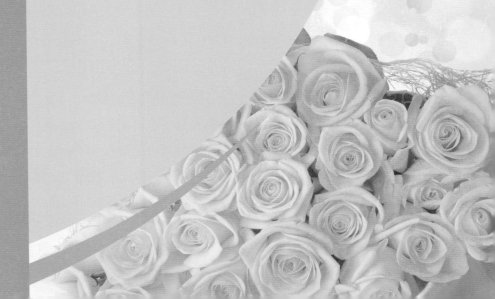

您也许对高血压这个名词并不陌生，在我们的日常生活中，不时会听说某个同事或某位亲属得了高血压。的确，在生活节奏越来越快的现代社会中，有越来越多的人患上了这个令人烦恼的疾病。然而您可能会觉得这种病虽然很常见，但离您却比较远，因为您的身体一向很健康，甚至连感冒都不常得，您对自己的身体很有信心。

直到最近的某一天，您忽然感到近来总是有些头昏、头晕、上班时注意力不能集中、在家里时会莫名其妙地很烦躁、睡眠也不好，因此您去看医生。医生在给您做完检查之后告诉您："您的血压很高啊！"而您一定还急于了解很多问题：高血压究竟是怎么回事？我怎么会得这种病呢？高血压很严重吗？这个病能够治得好吗？该怎样做才能摆脱高血压的烦恼呢？等等问题。

这些问题都属于高血压的基础知识，也是高血压患者应该了解的内容，下面就让我们一起为您解开心中的疑问。

第一节　正常血压的形成与调节

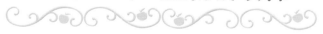

一、血压的形成

由于心脏的不断跳动，才推动了血液在人体血管中的流动，就必然需要有动力的推动，这个动力来自于哪里呢？答案就是心脏的跳动。心脏的跳动是有一定的规律的，它先是收缩，收缩之后就开始舒张，就这样不断交替地收缩与舒张着。一种是当心脏收缩时，血液对血管壁的压力；另一种是当心脏舒张时，血液对血管壁的压力；通常我们把前者称为"收缩压"，后者称为"舒张压"。很显然，收缩压的数值要大于舒张压。健康人在正常的生理状况下，收缩压一般小于 140 毫米汞柱，舒张压小于 90 毫米汞柱，高于这个水准，属于血压升高现象。

二、血压的调节

当您在情绪激动时，或是当您在受到突然的惊吓时，您会感到心脏加速跳动，血压升高，是人体为适应环境的变化，当身体处于休息状态时或是在睡眠时，血压又会降下来，人体可以根据不同的需要而调节自身的血压，这是人类在长期的进化中而产生的自然生理功能。任何事情都有一定的限度，当血压长期高于正常，人体的自然调节已不足以使血压恢复正常时，就产生了高血压。

第二节　高血压的概念与诊断

前文所说的收缩压和舒张压都是指动脉血压而言。

什么叫高血压

判定高血压的依据为："血压持续或非同日 3 次以上测定，收缩压大于 140 毫米汞柱及/或舒张压大于 90 毫米汞柱。"[①]某一次测量血压数值偏高，并不能判定为高血压，必须是经常性或持续性的血压值高于正常值。而且除数值上的依据之外，还要有心脏、血管、脑、肾脏等器官的改变，才能证明是高血压。所以说，某一次检查发现您的血压值高于正常，您不必过于紧张。

第三节 高血压的发病原因与过程

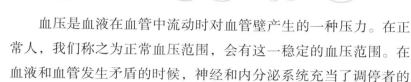

血压是血液在血管中流动时对血管壁产生的一种压力。在正常人，我们称之为正常血压范围，会有这一稳定的血压范围。在血液和血管发生矛盾的时候，神经和内分泌系统充当了调停者的角色，神经和内分泌系统调节和控制着血压，它对血压有双向调节作用，从而维持着人体血压在正常范围内适度地波动。

一旦调节机构的功能出了毛病，我们就不能指望血压乖乖地在正常范围内波动了。在某些病因影响下，神经和内分泌系统的正常调节功能发生紊乱，对血压的影响不外乎两种：升高和降低。当变化超出人体正常血压范围，则成为高血压和低血压疾病。

对于有高血压家族史的人，肥胖或超重体型的人，经常食入大量食盐的人，嗜烟、生活紧张的人，一个有高脂血症、糖尿病、高胆固醇的人，诸多情况都易于发生神经内分泌系统的紊乱，引起高血压发生。特殊的职业、生活环境、生活习惯也可因为影响神经内分泌系统正常调节功能，而引发高血压。

各种内在和外在的不良刺激因素，造成调节系统的失调，破坏了大脑皮层和它所管辖的神经的正常活动，发生兴奋和抑制的紊乱，破坏了调节血管舒张和收缩的正常功能，在主管血管收缩和舒张的中枢区域里，形成了专门的而且是稳定的兴奋区。这样，血管收缩的神经明显占据了优势，从而使全身的小动脉发生收缩和发生痉挛，因此血管对血液的约束力加大，人的血压也就升高了。

---

① 1 毫米汞柱=0.133 千帕。

开始，血压升高的情况只是偶尔发生的，但长时间的和多次的小动脉痉挛后，高血压就由一个偶发事件演变成为固定的高血压疾病。当我们了解了高血压的成因和形成过程以后，我们可以针对它的任何一个阶段进行预防和治疗。治疗的宗旨，关键在于帮助总控制中心——大脑和直接控制者——神经内分泌系统恢复正常运作，这样才可以治好高血压。

第四节　常见诱发高血压的因素

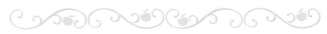

高血压的病因到目前为止尚不十分明确，但经过诸多的临床实践，总结出以下能够引起高血压的几种因素。

一、高血压和年龄的关系

正常人，40岁以前的血压几乎是稳定的。40岁以后，每过10岁收缩血压就相应地升高10毫米汞柱，直到70岁为止，因此，高血压的发生在40岁以后为多，但到了70岁发病概率就开始下降了，可见高血压的发生与人的年龄有相当的关系，受人体功能状态影响很大。

二、高血压与性别的关系

高血压的发病率，男性远比女性高，且病情也重，恶性进程也严重，预后也较女性差。就女性而言，处于绝经期的女性发病率又比未绝经者高。

三、高血压与遗传的关系

高血压虽然是先天遗传因素和后天社会因素相互作用产生的结果；但据调查，高血压患者中有家族病史的约在 60%以上。可见，高血压的发生与遗传因素的关系还是不小的，如果您的长辈亲属中有高血压的病例，也提醒您注意血压变化。

四、高血压与地域的关系

高血压的发生在大陆地区有这样的分布特点：发病率由南到北有逐渐增高的趋势；西部地区高于东南沿海；城市高于农村。高血压发病中的地理因素提醒：住在北方的城市居民更应时刻提高警惕。

五、肥胖和高血压的关系

不论在发达国家还是在落后国家，不论是在高血压人群中还是在血压正常的人群中，均有体重与血压呈正比例的特点。也就是说，肥胖的人，他的血压也比别人高一些。

对于儿童和青年人的调查结果显示：体重的上升有发生高血压的可能；儿童期的肥胖可能引起成年后的高血压发生；热量和营养物质的摄入过量是引起高血压的可能因素，因为过多的营养物质进入人体，使血液黏稠度增加，引起某些血液成分流动缓慢以至于沉积，进一步引起动脉硬化，使心脑血管和组织器官缺血，发生紊乱，从而引起高血压的发生。因此，控制体重，在儿童和青少年时期特别必要。

六、食盐和高血压的关系

盐的摄入量与高血压的发生、发展有着密切的关系。食盐摄入量越多，高血压的患病率也就越高；相反，食盐的摄入量不超过人体正常需要量，则本病的患病率一般都比较低。

例如，南美洲的印第安人，以及新几内亚和所罗门群岛的居民，由于食用的盐量正好符合他的体内生理需要，所以在他们当中高血压基本上不存在。令人感兴趣的是，在日本群岛北部的居民，由于经常吃一些腌制的食品，而摄入了大量的盐，他们的高血压发病率高达42%；然而日本群岛南部居民摄入食盐的量远比北部少，结果南部居民高血压的发病率也比北部少得多。总之，事实告诉我们：摄入过多的食盐，容易引起高血压。

七、吸烟和高血压的关系

近年来的统计发现：高血压的发病率在吸烟者和不吸烟者之间有相当大的差别。高血压患者，特别是舒张压高和有高脂血症的人，因为吸烟增加冠状动脉硬化，而引起严重的高血压症状及并发症，就是对于已经得了高血压的患者，发生恶性高血压的危险也是不吸烟患者的4倍。因此，对于高血压患者来说，戒烟是十分必要的。

八、噪声和高血压的关系

噪声是城市一大污染因素，时时影响着人们的身心健康。它不但影响人的情绪，使人心跳加快、听力下降，而且还能引起血压缓慢或骤然升高。居住在繁华街道两旁的人和清静居处的人相

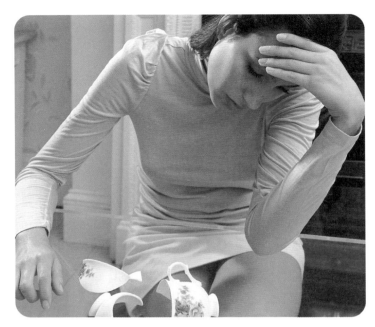

比，长期处于嘈杂、紧张的气氛中，其发生高血压的概率也高得多。不仅如此，长期的噪声还对人体心血管系统功能有损害作用。噪声是引起高血压的一大因素，减少噪声是防治高血压很重要的措施。

九、能够引起高血压的其他因素

剧烈的运动、劳累，持续而强烈的精神刺激，不良的情绪变化，紧张的学习和工作，都可以使血压突然升高，甚至发生中风；相反，适当的运动、适度的工作、稳定的情绪、轻松愉快的生活会使人保持良好的健康状态，血压也易于稳定和恢复正常。

常常强忍着大小便和便秘的人，往往因过度的控制和用力而引起血压升高。尤其便秘的人在努力排便的时候，更容易使血压骤然升高，甚至发生中风，也就是有血管高度扩充的时候，血压会升高。提醒大家注意，长期穿紧身衣，束腰过紧，鞋带过紧一样可以使血压上升。

经验告诉我们：夏天的血压会轻度下降，冬天时血压会轻度上升。夏天时由于天热，皮肤血管舒张，压力减小，血压就会略有下降。而冬天气温下降，寒冷刺激皮肤血管收缩，血液压力增高，血压就随之上升一些。所以，长期在低温下工作不仅会引起高血压，还会增加血压升高和发生中风的风险。

以上介绍了诱发高血压的主要因素。其实，引起高血压是一个极其复杂的过程，它是在许多因素共同作用下产生的，了解了上述内容以后，我们就可以有目标地选择防治高血压的办法了。

第五节　高血压的类型及特点

现代医学根据引起高血压的原因不同，把高血压分作两大类，原发性高血压和继发性高血压。

原发性高血压有其独特的一组症状表现，不因其他疾病而引起，但它的发病原因尚没有完全查清，我们通常把原发性高血压叫作高血压，本书也主要讲述这种高血压疾病。

继发性高血压，则是在其他疾病发展过程中伴随着出现的高血压，它可以随着其他疾病的治愈而好转或消失。

据统计，在所有患高血压的患者中，有大约95%的人患的是原发性高血压。也就是说，我们日常生活中遇到的常常是原发性高血压。下面，我们把继发性高血压和原发性高血压的主要区别，向大家作一介绍。

一、继发性高血压

继发性高血压不是一个单独的疾病，它是其他疾病的一组症状，除血压升高外，与高血压有着相同的症状：头晕、头疼、心慌等。

虽然继发性高血压与原发性高血压（高血压）在表现上极为相似，难于区别，但可以从以下几个方面的特点，帮助我们对继发性高血压有一个系统的了解，提醒我们及早到医院进行必要的检查和治疗。

（一）继发性高血压的特点

1. 进展迅速，使用日常的降压药治疗，通常没有效果。

2. 舒张压（低压值）过高，与年龄不相匹配；器官的损害程度与血压的高度不相一致。

3. 血压值在不同部位相差过大，如上下肢、左右手的血压差。

4. 有高血糖、高脂血症、高代谢或甲状腺肿大等其他病症。

5. 有引起症状性高血压的病因。

（二）继发性高血压的病因

继发性高血压是在某些疾病的发展过程中产生的，只有弄清这种疾病的本质，才有可能解除引起症状性高血压的根本原因，常见的引起继发性高血压的疾病有：心血管系统疾病、中枢神经系统疾病、内分泌系统疾病、肾病等。

继发性高血压不容忽视，危害性比较大，尤其对青年人更为明显。最易引起症状性高血压的疾病要属肾脏病了，其比率可占全部症状性高血压的23%。其次为内分泌系统疾病，占5%左右。

二、原发性高血压

原发性高血压（以后简称高血压）是一种常见的多发病，它的发病率高，并发症多，损害严重，甚至引起中风和危及生命。高血压的特点是：

（一）血压升高

血压升高是高血压最关键的特征，是确诊和判断病情轻重及预后的重要指标，然而，血压升高的情况在高血压的不同阶段是不相同的。

早期，患者的血压升高波动性很大，常受精神和疲劳的影响而升高，当稍事休息和放松之后，升高的血压仍可恢复到正常血压范围，这种变化特点常导致人们不能对早期高血压引起重视。早期血压升高的另一个特点是：收缩压和舒张压同时升高；也就是说，它们之间的差是基本不变的。

中期和晚期，血压增高趋于一个稳定的范畴，尤其以舒张压的增高更为明显。

（二）内脏的病理损伤

在高血压发展的过程中，会伴随着许多脏器的功能障碍和器官的损伤。一般，早期表现为全身小动脉硬化，持续收缩，这种病变只有在做眼底检查时才能发现。因为眼底的血管特别丰富也格外细，容易做出判断。到了中、晚期便会出现脏器的毛病，尤其以心、脑、肾的损伤最为明显。由高血压引起的心室肥大、心脏病，可以引发冠心病、心力衰竭。高血压引起的脑血管损伤，出现高血压脑病、脑血栓、脑出血等，就是我们平常所说的"中风"。高血压引起肾脏损伤以后，会出现多尿、夜尿频多、蛋白尿、尿比重降低等，更严重者出现肾衰竭、尿毒症。

（三）自觉症状

除了前面通过医院检查才可以获得的高血压数据外，患者常见的自觉症状有：头晕、头痛、心悸、失眠、乏力、耳鸣、易怒、视物不清、耳内有堵塞感、口苦、口干、小便黄、大便干等；不同的患者会有以上不同的表现，但以头晕、头痛、失眠、易怒、心悸等为共同临床表现。当您有了某些自觉症状以后，就应经常测测自己的血压，把高血压发生的可能性降低到最小，并尽早进行防治。

第六节　高血压症状与病情轻重的判断

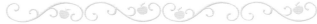

为了帮助我们认识和掌握高血压的病情轻重、缓急，便于对不同发展程度的高血压采取必要、恰当的防治措施。现将高血压发展进程中的分型与分期介绍如下：

高血压的病程中的分型可有良性高血压和恶性高血压两类。

一、良性高血压

良性高血压是最常见的一种类型，这一型高血压情进展缓慢，有的可长达 10~20 年，或更久。良性高血压患者中，有一半以上的人，可以在很长一段时期，甚至几年内都没有症状，即使有一点症状也常被人们所忽视，认为是一时的紧张或疲劳。这种一时的症状可以通过休息和放松缓解，因此，早期患者都很少在这个时候到医院就诊。

也有极少数患者，在早期就有较明显的症状，如头晕、头疼、耳鸣、健忘等。这种患者情绪易于激动，工作和活动起来也容易有疲乏感，尤其在精神紧张后更加明显。由此可见，高血压在不同人群中会有不同的表现。

良性高血压虽然发展缓慢，不会在短期内对人体构成威胁，但如果我们不加控制，它一样有着由轻到重，由自觉不舒服到各器官的损伤这样一个病理变化过程。根据高血压发展程度，现代医学把它分为三期：Ⅰ期高血压、Ⅱ期高血压、Ⅲ期高血压，也可以称作高血压的早期、中期和晚期。

三期高血压的临床表现：

（一） Ⅰ期高血压

血压达到确诊为高血压水准，无心、脑、肾的损害，患者以头疼、头晕、失眠、健忘、易怒、目眩、乏力等自觉症状为主。

（二） Ⅱ期高血压

血压达到可明确诊断为高血压的程度，并有下列一项者：

1. 经过 X 线片、心电图或超声波检查，发现心脏的左心室肥大。

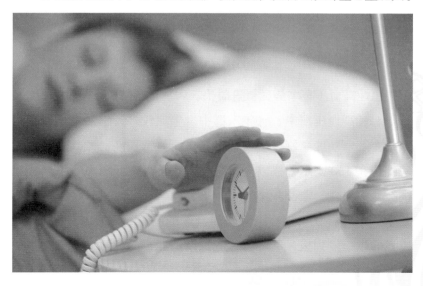

2. 眼底检查有眼底动脉普遍或局部变窄。

3. 尿液检查中发现有蛋白尿或（和）检查血浆肌酐浓度轻度升高。

这期高血压患者除以上症状加重外，还有视力下降、头晕、头疼明显、心悸等现象。

（三）Ⅲ期高血压

血压达到可明确诊断为高血压的程度，并有下列一项者：

1. 脑血管意外或高血压脑病。

2. 左心室衰竭。

3. 肾衰竭。

4. 眼底出血或渗出，视神经乳头水肿或有或无。

这期高血压因长期血压升高引起的动脉硬化而导致人体脏器的衰竭，由心、脑、肾的供血不足而危及生命，进入高血压的危急阶段。缓进型高血压进展缓慢的特点为治疗提供了有利条件，因此它又被称作良性高血压。在治疗时，我们提倡早期预防、早期治疗，有效地防止发生和控制发展。

二、恶性高血压

恶性高血压有来势猛、进展快、病情重的特点。

恶性高血压在中、青年人群中发生比较多，它的发病以视网膜病变及肾功能急剧减退为特点。血压值特别高，尤其是舒张压常维持在 130 毫米汞柱以上，眼底检查可见眼底出血、渗出或视神经乳头水肿。患者自觉症状十分严重，可见剧烈的头疼、头胀、眩晕、呕吐；在出现心、肾功能衰退的同时，出现痉挛、抽搐，患者的生命受到极大的威胁，有短期内死亡的危险。死亡大多是由肾衰竭而引起的。

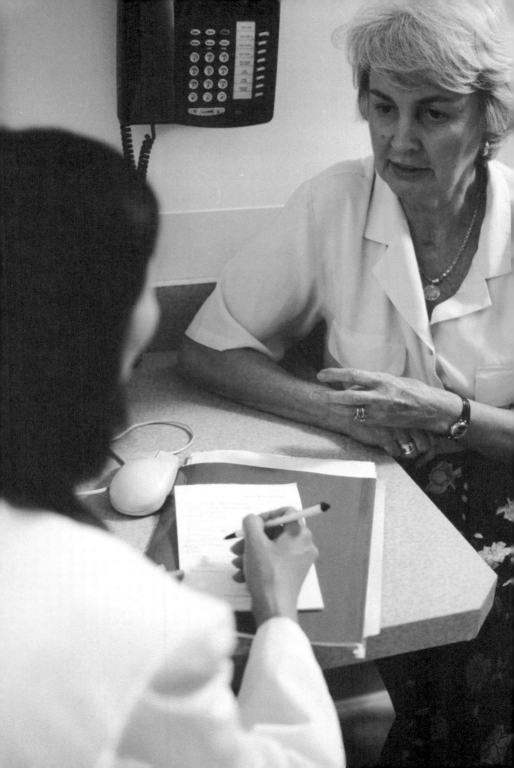

由于本型高血压进展速度快，预后多不良，我们更应当注意及时发现、及早治疗，把恶性高血压对人体器官的损害降低到最小。

恶性高血压的发病率仅占高血压的 8%。

以上我们介绍了缓进型高血压和急进型高血压的一般变化和□临床表现，而在高血压的发展进程中还有这样两种危险情况：

（一）高血压危象

患者血压急骤升高、头痛剧烈、心跳过速、呼吸急促，随之出现面色苍白、大汗淋漓、四肢末端冰冷，视力出现模糊不清，有时也会出现脑水肿或是出现下面将要介绍的高血压脑病的表现。

（二）高血压脑病

患者的血压突然升高、头痛剧烈，伴有呕吐、胸闷、肢体有麻木感或发生抽搐或昏迷，这种高血压表现是所有高血压疾病中最为危险的一种。它的发展速度很快，脑的损害程度最为严重和迅速，因此可以没有肾脏的损伤。

高血压是一类很复杂的心血管疾病，它还可以引发多种并发症，如冠心病、糖尿病、肥胖、心脏、肾、脑的损害和衰竭，以及性功能的减退。当高血压出现并发症以后，表示该病的日程已不短了，病情也不轻了，尤其出现高血压危象和高血压脑病的时候，表示病情已经相当危险了。

第七节　高血压的预后和发展趋向

上一节我们已经知道，在高血压的发展进程中，伴随着心、脑、肾等主要脏器的不同程度的损害，也决定着高血压的病情轻重。同时，这些脏器的损害程度也决定了高血压的预后好坏，而器官的损害程度又与血压升高的速度，特别是舒张压的高度有密切联系，我们可以通过血压的变化情况来判断高血压的预后好坏和发展趋向。

一、判断高血压预后发展趋势

1. 血压急剧升高、病情发展迅速者，预后多不良。

2. 血压升高，但不稳定的，要比血压升高但稳定者预后差。对于血压忽高忽低（包括在治疗用药时），且血压波动剧烈而频繁的，更应引起注意，防止发生严重的并发症，特别是引发脑血管意外。

3. 血压越高，内脏受损程度也越严重，所以发生并发症的机会就越多。一般收缩压超过200毫米汞柱、舒张压超过130毫米汞柱的患者，危险性最大。

二、影响高血压预后的因素

高血压的预后除与血压有密切关系外，还受下列因素的影响：

1. 患者有高血压家族史，患者父母、兄弟姐妹中有死于高血压或高血压并发症的，表示该患者有演变成严重高血压疾病的可能，预后多不良。

2. 在眼底检查中，如果眼底血管硬化，表示血压升高的时间已经不短了，因为硬化多发生在晚期。如果有视神经乳头水肿，或出血，或渗出，表示病情严重，其中以视神经乳头水肿的情况最为不好。

3. 心电图、X线检查有心脏肥大，出现心力衰竭、尿液检查中有蛋白尿、肾功能不全，若出现血肌酐、血尿素氮尤为严重。

以上都属高血压晚期，预后均较差。

4. 患者出现步态不稳、记忆力明显减退、头晕发作频繁且逐渐加重，则有发生"中风"的危险。

5. 高血压患者同时有肥胖症、高胆固醇、糖尿病等，其预后多不佳。

第一章 高血压的预防

统计资料显示：每年由于心血管疾病夺走的生命近两千万，占世界年死亡人数的 30%，高血压已成为人类健康的第一杀手。世界卫生组织的有关人士这样说，在今天的世界上，心血管疾病比其他任何疾病更具杀伤力，并使千百万人致残。更严重的是：其中有许多人属于过早死亡，生命结束在人生最富有活力、最富有成果的中年时期，也就是死于生命中最辉煌的时期，令人十分痛惜。

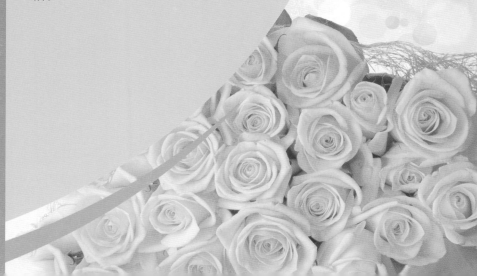

第一节　预防的意义与可能性

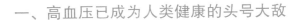

一、高血压已成为人类健康的头号大敌

统计资料显示：每年由于心血管疾病夺走的生命近 2000 万，占世界年死亡人数的 30%。其中有许多人属于过早死亡，生命结束在人生最富有活力、最富有成果的中年时期，也就是死于生命中最辉煌的时期，令人十分痛惜。

不论是在发达国家还是发展中国家，高血压已成为危害人民健康的大敌，特别是当发展中国家疾病模式发生转变的时候，在人们期望延长寿命，提高身心健康的当今社会，高血压已成为首要问题。

高血压需要长期治疗，有的甚至需终生用药才能控制其发展

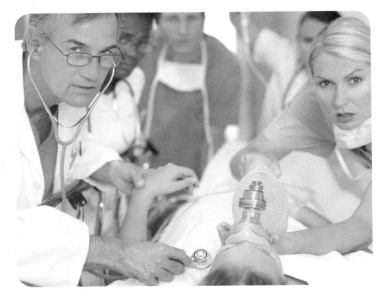

或复发。因此，用于高血压治疗的药物费用也是非常可观的。即使对于发达国家来说也是难以承受的。在美国，每年用于治疗心血管疾病的费用高达 2000 亿美元。

二、高血压贵在预防

不论是对于发展中国家还是发达国家，预防都是最实际、最节约的方法，是不用药物而保护健康的有效方法。特别是从青年人开始的预防，比用药物治疗更见成效。这样不仅可以挽救生命，也可以节约资金。从美国的资料来看，在美国能够把心血管疾病的死亡率降低 40%，其中仅有 1/3 的患者是靠药物治疗，剩下的 2/3 则是通过体育锻炼、合理膳食、戒烟、改善生活方式、调适工作状态来达成。因此，高血压预防的方法大有前景。尤其中医的许多非药物疗法对于防治高血压有其独特的效果，我们深信能在防治高血压的过程中获得成功。

高血压的三级预防策略，在降低高血压的发病率，以及控制高血压恶化和出现并发症的过程中发挥着指导作用。

一级预防，是指已经有产生高血压的危险因素，而疾病尚未发生。或者在高血压刚刚有症状表现而没有被患者注意的阶段采取的措施。通过一级预防，控制或减少疾病的危险因素，减少高血压的个体发病率和群体发病率，保护人类健康。

二级预防，是指对已患病的人群采取措施，防止疾病复发或加重。

三级预防，是指抢救高血压急症患者和预防高血压并发症的发生和死亡的出现，其中还包括康复治疗。

这样的划分很巧合地与中国古代医书《黄帝内经》的思想相一致。一级预防相当于《内经》上所讲的"治未病"，也就是在疾病发生之前的预防。而二、三级预防则相当于《内经》上的"治已病",也就是疾病发生以后的防治和康复措施。

下面的章节分别介绍一下各级预防的具体实施办法,来指导我们更有效地防治高血压。

第二节 高血压的一级预防

高血压的一级预防又叫原发预防,是在发生高血压以前对引起高血压的各种因素的防范,防止人们平均血压上升,从而减少高血压发病的机会,更防止脑中风、冠心病等心脑血管疾病的发生。一级预防更高的目标是:使血压随年龄增长的幅度不增高,使更多人的血压保持在正常或稍低的范围。

高血压的一级预防针对的是易发生高血压的人。尤其对于那些吸烟、肥胖,有高血压家族史,生活紧张、缺乏必要运动锻炼的人来说,更是一级预防的重点。一级预防的措施包括:

一、合理饮食

饮食的营养搭配力求合理是人们一直追求的,而对高血压患者要求则更严格:

(一)降低食盐摄入量

研究表明,膳食中过多的食盐可使血压升高,因此要设法改变众人已经形成的嗜盐习惯,纠正"盐少菜没味"、"盐少人没劲"的错误观点。

根据我国人民身体状况和地区特点,每天吃盐的标准是:北方地方 5~18 克/日,南方 7~12 克/日,而低钠高钾食盐(含氯化钠

70%、氯化钾约 25%）是一种较好的保健食盐，应该广泛地在生活中使用。

（二）增加钾的摄入量

我国的膳食中钾的含量普遍过低。又由于吃盐多，使钠和钾的比值很高，呈现高钠、低钾的不良情况，这种情况在北方更为明显。降低钠和钾的比值，进行合理膳食是预防高血压的重要措施。

低钾常因新鲜蔬菜、水果少，品种单一而引起。因此，增加膳食中钾的含量首先要改善蔬菜、水果的供应。如新鲜的绿叶菜（如油菜、菠菜、芹菜等）、豆类（如豌豆、蚕豆）、薯类（如马铃薯、甜薯）、水果（如香蕉、梅、杏等）。海产品中以海带、紫菜的含钾最为丰富。

（三）增加钙的摄入量

从我国实际情况出发，适当增加钙的摄入对预防高血压是有积极作用的。中国膳食含钙量远低于其他国家，其主要原因是由于动物性食物少，特别是吃奶类食物过少，使钙的来源大大降低了。其实，我们在补充钙量的时候除了多吃奶制品以外，豆类食品、新鲜蔬菜中也有不少含钙量较高的食物，如芹菜、萝卜、油菜；另外虾皮、紫菜、蘑菇也可以为人体补充大量的钙。

（四）增加优质蛋白质

蛋白质的高低与高血压脑病和发生中风有相当大的关系，优质蛋白一般要从动物、豆类中获得。

（五）减少饮酒和戒酒

酒精已被公认为是引发高血压的一大因素，为了预防高血压，青年人不要养成嗜酒的习惯。已经染上酒瘾的人，尤其是中年人，应及时限制饮酒甚至戒酒，最多也不能超过每天 50 克白酒。

（六）减少热量摄入，防止发生肥胖

许多研究已证明超重或肥胖是血压升高的重要危险因素，肥胖人得高血压的患病率是同年龄体重正常人的 2~3 倍。

减重的措施之一是限制过量的饮食，另外也必须配合适当的体育运动。此外，要注意平衡膳食，少吃或不吃抑制食欲的药物。减少食物中含热量多的成分，如脂肪、糖、糕点等，尤其应把脂肪摄入量限制在总热量的 20% 以下。少吃多餐，每日四五餐有助于减肥。

在低热量饮食的同时，应增加体力活动，如参加体育运动、气功、健美操等的锻炼。长期坚持适度的活动，会收到很好的减肥效果，降低高血压发生的机会。

二、保持良好的情绪

早在《内经》中就有"恬淡虚无，真气从之，病安从来"的

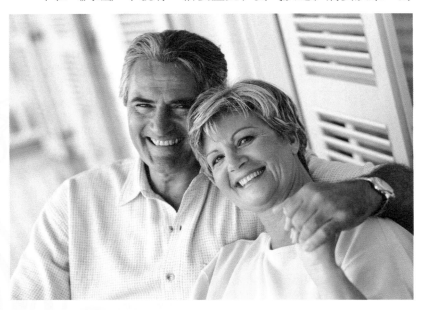

论述。说的是：人如果精神情志活动正常，就没有引发疾病的可能；反之，如果经常的或突然的精神刺激，会引起人的气血混乱、阴阳失调，从而发生各式各样的疾病。西方医学在这一方面的认识与中医是一致的。有研究指出，有精神创伤或性格急躁者，其高血压的发病率明显高于正常人。因此，从预防的角度讲，做到心情愉快，避免不良精神刺激，自我调理对预防高血压是相当重要的。

三、生活要有规律

生活规律是维护健康的重点，它可以给人一个自然、轻松的心灵状态，并且在高血压的防治中，减轻了生活紧张、情绪压力的诱发因素。此外，人的生活要符合个人特点和自然规律，也就是要达到"天人合一"的要求。

高血压的一级预防是三级预防中最易行、见效最快的一种，是防治高血压最关键的一步。做好一级预防对降低高血压发病率，减少心脑血管疾病的发生是非常有意义的。

第三节　高血压的二级、三级预防

高血压的二级、三级预防是《黄帝内经》中"治已病"的范畴，指的是对已经发生高血压的患者进行全面、系统、有计划的治疗，以防止其病情加重和引起并发症，甚至进入高血压危重期。简单地说，二级、三级预防就是及时、正确的治疗和抢救。

现代医学认为，高血压的合理治疗应当包括：

1. 使用降压药物，使血压降至正常范围。

2. 保护高血压最易损伤的器官，如心、脑、肾。

3. 兼用一级预防，如减少饮酒、控制体重、控制吸烟、适当运动、保持心理平衡、合理膳食等等。

高血压的二级、三级预防主要依靠药物治疗来完成，实现控制血压、防止恶化，避免造成脑中风等难以挽回的伤害。

对于已经得了高血压的患者来说，应在众多的治疗药物中选择出简便、安全、有效、价廉、易于接受的药物，还应配合一些辅助疗法，并注意生活习惯，这些将在以后的章节中一一为大家介绍。

第二章 高血压的西医治疗

　　随着现代科学技术的不断发展，治疗高血压的药物也不断出现，由原来药效短而不稳定的氨茶碱、苯巴比妥，发展到西方医学自认为是药物治疗一大进展的水准，到20世纪80年代，已经有了肼苯哒嗪、利血平、利尿药、甲基多巴、可乐宁、β-受体阻断药、哌唑嗪、敏乐定、钙拮抗药等许多的降低血压药物，而且疗效也由一般一直到优良，但目前尚未达到理想的效果。

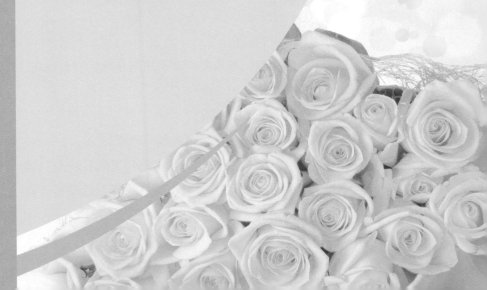

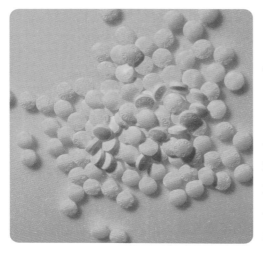

随着现代科学技术的不断发展，治疗高血压的药物也不断出现，由原来药效短而不稳定的氨茶碱、苯巴比妥，发展到西方医学自认为是药物治疗一大进展的水准，到 20 世纪 80 年代，已经有了肼苯哒嗪、利血平、利尿药、甲基多巴、可乐宁、β-受体阻断药、哌唑嗪、敏乐定、钙拮抗药等各种降低血压药物。

第一节　治疗原则

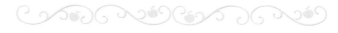

一、治疗前的临床检查

进行治疗前检查的内容包括：

1. 确定高血压发生类型，是原发性高血压还是继发性高血压，找出病因。

2. 检查心、脑、肾受损伤的情况。

3. 确定可能引起其他心脑血管疾病的危险因素。

在对患者问诊的时候，应问清个人发病史和家族发病史，看一看他们当中是不是有过高血压、中风、冠心病等。近期是否服过能升高血压的药物，如避孕药、类固醇激素等。

在对患者做体格检查时，应包括：体重、身高、心脏的大小、心血管杂音、眼底检查、血压（老年人最好测一下站立时的血压）。

在基本实验室检查中应包括：血、尿常规、血钾、血糖（应空腹时测）、胆固醇、肌酐。还应做心电图检查。

通过以上检查，排除继发性高血压的可能，并进一步的确定引起血压升高的原因和高血压情的轻重，以确定针对性的治疗措施和防治方案。

二、治疗的方法及其应用

对高血压的治疗有非药物的和药物的两种。高血压患者中，属于原发性高血压的达到 95％以上；而这些患者虽然症状不十分明显或经常复发，但客观上需要长期治疗。治疗前很有必要让患者了解高血压的发生、发展的特点，争取患者积极地配合，坚定与高血压做长期抗争的信心，通过药物和非药物的方法，来降低血压，恢复正常。

（一）非药物治疗

这与我们预防高血压的要求是一致的。包括：限制食盐、控制体重、限量饮酒、经常运动、提高食物中钾和钙的比率、限制食物中脂肪、胆固醇的摄入，还应戒烟、调理情绪、合理生活和工作等。具体内容可参看本书第二章中高血压的一级预防，这里就不复述了。

（二）药物治疗

高血压的药物治疗方案和药物的选择，随着人们对高血压的研究和新降压药的出现，已日臻完善。1968 年世界卫生组织（WHO）确定的"阶梯式用药方案"给高血压的药物治疗提供了

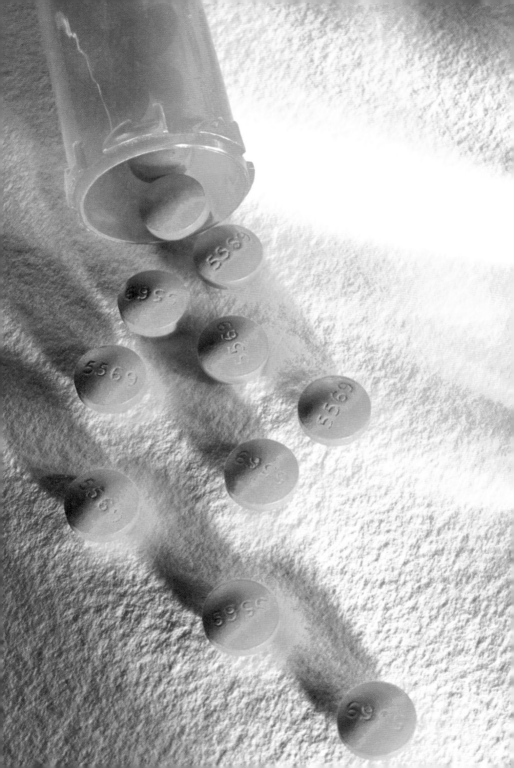

很好的实施原则。

阶梯式用药指出了高血压的临床用药步骤。其具体内容包括：第一阶梯首先选用降压作用缓和、不良反应少的药物，且单一用药。第二阶梯则是在第一阶梯的药物治疗失败以后，进入的联合用药阶段。

也就是先选用单一药物并从小剂量开始，逐渐增加剂量，若单一药物未能控制血压则加用第二种药物，甚至第三种、第四种，形成多种药物联合使用的局面。联合用药可以用较小的剂量达到降压的目的，并可消除或减轻药物原有的不良反应。这是因为各种抗高血压药的作用部位、作用过程、对血管及血液的作用都有药理上的差别，因此，联合用药在各自的药物作用和降低血压的同时，也相互抵消了药物的不良反应。这是有利于提高疗效，同时消除不良反应的一项合理、可靠的治疗策略。对于严重的高血压，在一开始就应联合用药，当血压得到控制后再逐一减药。

高血压是一种病程长、病情复杂的疾病，对于绝大多数高血压患者来说，需要终身服药，因此，药物治疗应尽可能用较少的种类、较小的剂量、较少次服用、用药不良反应小或没有，否则，即使药物有效，患者也难以坚持服用。

综合上述内容，提出以下药物治疗高血压的原则：

1. 把药物作用的具体方式和患者病情特点相结合，选用适当的、有针对性的药物，应尽量避免许多患者使用相同的一套治疗方案。

2. 选用的药物应无不良反应或不良反应很小。尤其是联合用药的时候更应发挥药物的优势。

3. 治疗时，血压下降速度不宜过快，否则会使重要脏器（如□心、肾、脑等）血液供应不足，而引起不好的后果。

4. 除严重高血压外，一般是从单一药物开始用起，逐渐加大剂量。控制住血压以后，再缓慢减少剂量，让血压始终维持在变化不大的状况下。血压变化过大，对人体器官的损害最为严重，同时患者也会有更严重的自觉症状，这都是不利于恢复的错误疗法。

5. 强调药物的高峰作用时间。根据不同药物特性，药物都有自己特定的最佳疗效周期，为了达到最有效的治疗，患者应严格遵守用药时间，并且要遵照服用方法和要求。

6. 治疗还应力求简便、高效、价廉。治疗高血压的药物有许多种，它们各自作用的过程，和对血压影响的方式各不相同，我们将向大家作详细介绍，以便帮助患者选用最合适的抗高血压药。

第二节　各类降压药的适应类型和降压机转

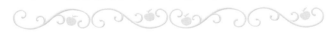

高血压是由于血压调节系统在某些致病因素作用下，失去平衡，发生了紊乱，造成血压升高的一种疾病。血压上升是一个极其复杂的病理变化过程。药物治疗高血压就是力求在这一复杂的过程中，通过药物作用影响和改善某些发生病变的环节，来达到恢复血压调节系统的状态，实现降低血压的目的。

根据药物作用部位和作用方式的不同，抗高血压药可分为以下五类：钙拮抗剂、血管扩张剂、利尿降压药、阻断交感神经不同程度的药物、影响肾素——血管收缩素系统的药物。

在高血压的阶梯治疗方案中，可有这样的治疗步骤：

1. 开始使用小剂量利尿药或 β-受体阻断药。严重高血压一开始就可以联合用药，而后根据情况加大或减小剂量。

2. 在上述用药以后，血压尚未得到充分控制，就应用第二种药物了，加用的药物包括：β-受体阻断药（如果第 1 次用了利尿药）、利尿药（如果第 1 次用了 β-受体阻断药）、肼苯哒嗪或哌唑嗪。

3. 在上述用药以后，血压仍未得到控制的情况下，就应加用第三种药物了，加用的药物包括：胍乙啶等影响交感神经活动的药物。

4. 在上述药物均不能控制高血压发展的情况下，就应该使用长压锭或巯甲丙脯酸。

一、降压药之间的协同作用

所谓协同，就是指某些降压药在联合用药时，能增强其降压效果，而减小或消除其不良反应。

（一）与利尿剂的联合使用

利尿剂在高血压治疗中有其独特的作用效果，已被世界卫生组织（WHO）列为第一线降压药。它与其他抗高血压药之间的协同作用如下：利尿药与 β-受体阻断药联合使用，不但能互相促进降压效果，β-受体阻断药还能预防、减少利尿药所引起的低钾性心律失常，因此可以预防猝死，减少梗死的发生。

1. 利尿药与哌唑嗪联合使用：两药共同作用可提高降压效果，减轻不良反应。使用时，最初不可两药合用，以先用哌唑嗪一段时间以后，再用利尿剂为佳，否则出现抗药反应。

2. 利尿药与肼苯哒嗪或长压定合用，可增强降压作用，利尿药可消除这两药引起的钠盐蓄积。

3. 利尿药与利血平、胍乙啶及其同类药联合使用：由于长期使用利血平、胍乙啶等可缓慢出现"假性耐药现象"，利尿剂可以通过调节水和钠的平衡，防止这种现象的发生。但它们合用并无加强降压效果的作用。

4. 利尿剂与钙拮抗药联合使用：如利尿剂与硝苯吡啶联合使用可防止水钠蓄积，也可促进降压。

（二）其他抗高血压药之间的协同作用

1. 钙拮抗剂与β-受体阻断药联合使用。二者的降压作用是累加的，各自的不良反应可减少至最低程度，所以是最常用的降压配合方式。

2. 钙拮抗剂与抗肾素——血管收缩素系统的药物联合使用：它们通过不同的作用过程和路径使外周血管的压力下降，降压作用加强，表现出良好的协同效应。

3. 血管扩张剂与β-受体阻断药联合使用：可以由β-受体阻断药抵制血管扩张剂引起的心搏过速，二者的联合是有必要的。

二、降压药之间的拮抗作用

所谓拮抗，就是指某些降压药在联合用药时，相互减弱了降压作用或增加了不良反应，这种情况是不允许用于治疗中的。

1. β-受体阻断药与利血平或胍乙啶合用：两者合用时易引起体位改变时的低血压，加重心跳过慢，因此不宜在临床上使用。

2. β-受体阻断药与可乐宁合用：可减弱可乐宁的降压作用，心跳过分减慢，若在此时突然停用可乐宁，单用β-受体阻断剂，则出现迅速血压升高和动脉缺血，临床上十分不利。

3. 甲基多巴与可乐宁合用：他们都属于抑制交感神经活动而降压的药物。在合用时，抑制作用大大增加，会出现过度镇静的作用。会使患者心搏过缓、嗜睡，甚至昏迷，因此有心脏功能不全者应忌用或慎用。

第三节　常用降压西药的应用指南

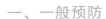

一、一般预防

1. 降低食盐摄入量，维持低盐饮食，适当控制饮水。
2. 防止并发症的发生。

二、各期一般治疗

1. 硝普钠加入葡萄糖液做静脉滴注，开始用 15 微克/秒的滴速，后按血压水准适当加速，但不能超过 2 毫克/秒，防止较大波动。

2. 阿方那特溶于葡萄糖液中做静脉滴注，以 2~5 毫克/秒的滴速。

3. 肌内注射肼苯哒嗪，或加葡萄糖做静脉滴注，每天总量不超过 200~400 毫克，适用于肾性高血压和妊娠高血压。

4. 甲基多巴加入葡萄糖做静脉滴注，在半小时以上滴完。

三、针对高血压急症的镇静止痉

1. 肌内注射或静脉注射地西泮，必要时可再注 1 次。

2. 肌内注射苯巴比妥。

3. 以水合氯醛做保留灌肠。

四、高血压特殊情况的治疗

1. 高血压性心脏病并发充血性心力衰竭：可选用哌唑嗪或巯甲丙脯酸。

2. 高血压并发肾衰竭：可选用哌唑嗪或肼苯哒嗪、甲基多巴。慢性肾衰竭可配合血液透析，配合巯甲丙脯酸治疗高血压（适当减量）。

3. 高血压并发左心室肥厚：选用甲基多巴加上双氢氯噻嗪治疗，可使左心室后壁厚度减薄，而用血管扩张药治疗，则可加重病情。

4. 高血压合并脑动脉硬化：可用硝苯吡啶与β-受体阻断剂联合应用。

5. 高血压合并糖尿病：糖尿病有轻重程度的不同，在未使用胰岛素治疗以前，可用β-受体阻断药（如普萘洛尔、阿替洛尔）。在糖尿病已经使用了胰岛素以后，治疗高血压可用利尿药（如氨苯喋啶、噻嗪类等），目前认为以影响肾素——血管收缩素系统的药物最好。

6. 妊娠期高血压：首选普萘洛尔，次选甲基多巴，或氨酰心安，或柳胺苄心定，忌用利尿剂。

7. 高血压危象

高血压危象包括：高血压脑病、急性心力衰竭、颅腔出血、急进型高血压等在内的各种危及生命的症状表现。

高血压脑病，首选氯苯甲噻二嗪，次选硝普钠，再次用咪噻酚。

高血压合并脑出血，首选硝普钠，次选咪噻酚。

高血压合并急性心力衰竭，首选氯苯甲噻二嗪，次选硝普钠，

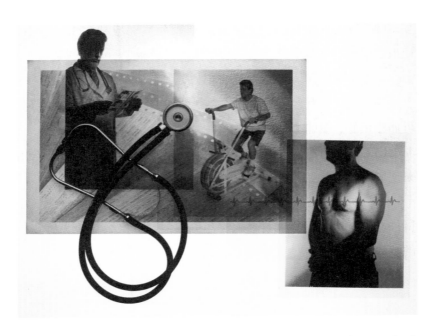

再次选咪噻酚，以上均静脉给药。巯甲丙脯酸口服，每隔 6 小时 1 次，或舌下含服硝苯吡啶，或同时静脉滴注呋塞米。

急进型高血压，首选氯苯甲噻二嗪，次选咪噻酚，再次选硝普钠。

8. 高血压患者发生心肌梗死的抢救：高血压患者常常会在家中或工作中发生心肌梗死。在心肌梗死发作的头几个小时，最容易并发各种心律失常，导致休克、心力衰竭。如果随意搬动患者，盲目送往医院，容易法伤危险，死亡率极高。如果现场急救得当，可以极大程度地降低死亡率。

以下几点可供高血压患者发生急性心肌梗死时现场抢救参考：

（1）当高血压患者出现心前区剧烈疼痛，服用硝酸甘油类制剂后，症状无明显缓解，仍在加重者，应考虑发生急性心肌梗死的可能。

（2）当高血压患者发生急性心肌梗死后，应稳定患者情绪，让患者就地平躺或取其他适宜的体位，尽量减少不必要的搬动。

（3）如现场有氧气袋，应立即让患者吸氧。

（4）同时舌下含服硝酸甘油类制剂和患者平时常用的降压药，可加服镇静、镇痛类药物。

（5）立即与医院联系，拨打 120 或 999 急救电话，速请医生来现场诊治。

（6）如出现心跳骤停，应立即拳击心前区，使心脏复跳；做胸外心脏按摩，帮助恢复血液循环；口对口呼吸，减轻大脑皮层的缺氧等。

第四章 高血压的中医治疗

　　在中医学的漫漫发展过程中，始终没有出现高血压的病名。高血压的种种表现，主要归属在中医的"头痛"、"眩晕"等疾病的范畴中，进行辨证施治。

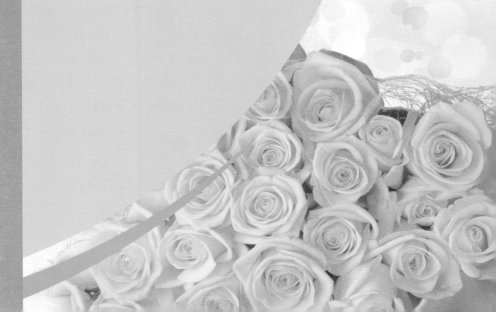

第一节　中医对高血压的认识

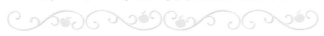

　　在中医学的漫漫发展过程中，始终没有出现高血压的病名。高血压的种种表现，主要归属在中医的"头痛"、"眩晕"等疾病的范畴中，进行辨证施治。

　　近些年来，随着高血压发病率的日益提高，人们对其危害性的重视程度也越来越高，一大批中西医结合工作者开始对高血压进行了专病研究：根据临床实践确立高血压的常见中医证型；筛选能降压的单味中草药进行深入研究、发掘老中医治疗经验和民间验方等，在这些方面，都取得了令人瞩目的成果。

　　那么，中医是如何认识高血压的呢？

　　在中医现存最早的经典著作《黄帝内经》中记载有"诸风掉眩，皆属于肝"，这是什么意思呢？风，也就是中风头风等风病；掉，是全身或四肢颤动的意思；眩，指眩晕，头晕；以上这种种表现，都属于中医肝病的表现。但大家千万不要把中医的肝与西医的肝等同，两者是有很大区别的。你也许听说过某某高血压患者是"肝阳上亢"，但可不是说这个人的肝脏出了问题。这一点，不懂中医的人可能很难弄明白，不过也没有关系。中医认为，"肝阳上亢"和"肝肾亏虚"是高血压发病的中心环节。

　　高血压的发病原因，中医认为有三：情志失调、饮食不节、肾虚。

　　肝在五脏中的一项重要工作就是调畅情志。如果平日恼怒、紧张、忧虑、抑郁太过，肝就会失去"调畅"之性，使肝气郁结，时间久则能化火上冲，引起肝阳上亢，诱发高血压。

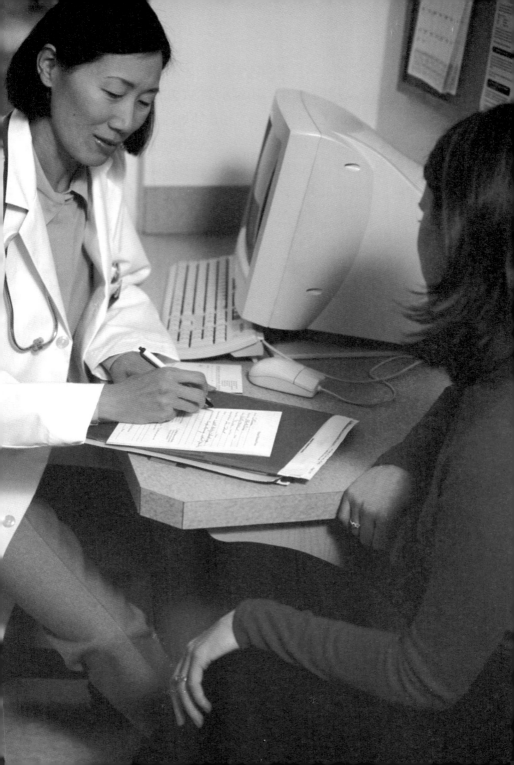

　　中医也认识到，饮食是高血压发病中的一个重要因素，那些平日恣食肥甘（也就是没有节制地吃大鱼大肉的人），或是饮食过咸，或是终日饮酒无度的人，都会损伤脾胃的功能，导致人体的水液代谢失常，蕴为痰湿，使得发生高血压的危险性大幅度提高。

　　有些人，在青壮年时期房事不节，纵欲过度，很可能造成肾精的亏耗，而老年本来就存在肾精不足，因此，这些人很可能在中老年因肾虚而诱发高血压。还有的妇女，在更年期，由于肾气日渐衰弱，也能导致更年期的高血压。

　　总之，高血压的发生，大多是在以上诸多因素综合作用的影响下，日积月累而发病的。它的发生大多比较缓慢，疾病的进程也较长。但也要注意，有少数患者发病很急，血压升高也非常明显，一般病情也较重。

　　中医认为，高血压的病变部位，在肝、肾、心、脑，而以肝、肾为主。本病的性质，认为是"本虚标实"，也就是说，从根本上看，患者是"虚"的，主要是"肝肾亏虚"。而从临床表现来看，许多属于中医"实"证的表现，因此在治疗上也颇为复杂。

第二节　中医对高血压的辨证施治

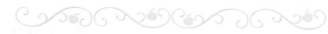

□　辨证施治是中医治疗高血压的根本方法。

　　根据高血压的临床表现和病理变化，中医一般将本病分为以下五个证型，进行论治，以下药物所标剂量可根据症状的轻重加以变化：年龄较小或症状较重者，剂量可偏重些；年龄较大或症状较轻的，剂量可偏轻些。当然，在吃药前最好向中医师进行一些咨询。

近几十年，全国各地的中医工作者，从自己的临床经验出发，对高血压进行中医辨证分型治疗，这方面的临床报道数不胜数，而且大多疗效卓著，这些，无疑为高血压的治疗累积了丰富的资料。但是，也存在这样一个问题，就是说，大家对于高血压患者的分型，基本上从自己的认识角度出发，从全国范围来看，还缺乏一个较为统一的标准。本书对于高血压患者的分型，则是在总结前人经验的基础，结合作者的长期临床实践，筛选出较为公认和统一的证型，分类既不繁不简，又以临床实用为目的，中医师在临床中可适当选用。

下面分别作具体介绍：

（一）肝阳上亢型

此型患者，主要有头晕胀痛、目痛耳鸣、急躁易怒、面红目赤、口苦口干、睡眠不宁、大便干结、小便黄赤、舌红苔黄、脉象弦数等表现。此型多见于高血压的Ⅰ期，患者多为形体壮实之人。

治疗的原则是"平肝潜阳"，常用"天麻钩藤饮"这张方子加减。处方如下：天麻10克、钩藤10克、生石决明20克、草决明20克、黄芩5克、牛膝9克、桑寄生15克、夜交藤10克、茯神15克、菊花10克。

（二）阴虚阳亢型

此型患者，主要有头晕头胀头痛、头重脚轻、烦躁易怒、失眠健忘、耳鸣耳聋、腰膝酸软、口燥咽干、两目干涩、视物模糊、肢体发麻、手足心热、舌尖红、苔薄白、脉弦细或数等表现。多见于高血压Ⅱ期的患者。

治疗原则为"滋阴潜阳"，如果是阳亢偏重的患者，可以选用上面用的"天麻钩藤饮"。如果患者阴虚偏重，可选用"杞菊地黄丸"这张方子加减。处方如下：生地黄10克、山萸肉15克、

43

山药 15 克、枸杞子 10 克、桑葚 10 克、龟板 15 克、鳖甲 15 克、石决明 15 克、菊花 10 克。

(三) 肾精不足型

此型患者，主要有眩晕耳鸣、失眠多梦、腰腿酸软，或头痛烦热、舌红少苔、脉弦细或细弱等表现。

治疗原则为"滋补肾精"，可选用"六味地黄丸"、"左归丸"两张处方合用，并根据患者的表现对药物进行加减。药物有：熟地黄 15 克、山萸肉 15 克、山药 15 克、粉丹皮 10 克、泽泻 10 克、茯苓 15 克、绞股蓝 15 克、龟板胶 15 克、枸杞子 10 克、牛膝 10 克。

(四) 阴阳两虚型

此型患者，主要有头晕眼花、耳鸣、腰酸腿软、面色无华、精神倦怠乏力、夜间多尿、肢冷、舌质淡、苔白、脉沉弱或沉细无力等表现。多见于高血压Ⅲ期的患者。

治疗的原则为"育阴助阳"，常用"金匮肾气丸"这张方子加减运用，处方如下：干地黄 15 克、山萸肉 15 克、山药 15 克、泽泻 10 克、炮附子 10 克、肉桂 10 克、桑寄生 15 克。

(五) 痰湿内蕴型

此型患者，主要有头目眩晕、头重如裹、食欲不振、恶心、胸闷、身重困倦、肢体麻木、舌胖苔白腻、脉弦或弦滑等表现。此型多见于形体肥胖的高血压患者。

治疗原则以"燥湿化痰"为主，佐以"平肝"，常以"半夏白术天麻汤"为主加减治疗，处方为：清半夏 10 克、生白术 15 克、明天麻 10 克、茯苓 15 克、生姜 5 片、甘草 9 克、大枣 3 枚、橘红 10 克。

以上介绍了高血压患者 5 种常见证型及治疗方药，必须注意的是：在疾病过程中，病情是不断变化的，因此分型也不会固定不变，随着病情的发展，证型之间可能发生相互转化，医生应适应证型的变化，通过重新辨证进行治疗，才能获得最佳疗效。另外，患者的病情可能比较复杂，兼有几种证型的表现，医生要抓住病情的关键，综合治理。

从现代医学的观点来看，高血压和动脉硬化常常相互伴随，中医认为，这是由于高血压中有血瘀证的存在。从近年来大量研究看，高血压患者中，近半数有血瘀的表现，而且随着高血压情的发展，血瘀证的表现也越来越明显。因此，对于高血压伴有动脉硬化或冠心病的患者，以及一些屡治不愈的顽固性高血压患者，可以在常规用药的基础上，加入一些活血化瘀行气的中药，如丹参、川芎、赤芍、桃仁、葛根、山楂、地龙等，可以产生意想不到的效果。

第三节　常用于降压的中草药

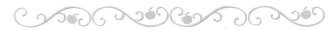

在这里，不仅将向大家介绍一些临床运用较为广泛、疗效确切而且研究比较深入的单味中草药，也将介绍一些目前尚缺乏研究的民间单方，供广大中医师和患者朋友选用。

一、单味中草药及民间单方

（一）黄芩

黄芩一般被当作清热、解毒、止血、安胎的中药，但它的降压作用也日益受到重视。

（二）野菊花

中医认为有清热解毒、明目的功效。建议高血压患者，平日可以用菊花开水冲泡代茶饮用。

（三）臭梧桐

将臭梧桐叶研成末后制成片，每天服用 10~16 克，分 3~4 次服。患者服药后，可能会出现口干、腹部不适、稀便、乏力等不良反应，但一般比较轻微，患者亦可忍受，继续使用或适当减量后，不良反应也会消失。

（四）莱菔子

莱菔子，也就是萝卜的种子，中医属于消食药的范畴。将莱菔子经过加工后治疗高血压，总有效率达 85.7%，疗效与服用西药利血平的患者相似。

（五）葛根

葛根治疗高血压的疗效是肯定的。用葛根治疗高血压脑病，对改善头痛、眩晕、项背强痛、耳鸣、肢体麻木等症状有效。特别是治疗高血压的颈项强痛，总有效率高达 90%，而且没有明显的不良反应。

（六）山楂

山楂，具有有健脾、行气、化痰、消食、活血化瘀的作用，近年运用于高血压的治疗，也取得一定的疗效。将山楂制成糖浆，治疗 50 例高血压患者，服药 1~2 个月，发现降压的总有效率达到 94%，改善其他症状的有效率也有 90%，而且服药后，患者的食欲增加了，睡眠也好转了。对于胃酸增多的患者，使用山楂要慎重，其他没有发现山楂的任何不良反应。

（七）杜仲皮与叶

□   杜仲皮与叶降压的有效率分别为 67.93% 和 85.03%，平均在服药 18 天左右呈现出明显的降压效果，服药过程中也未发现明显的不良反应。由于本药具有一定的利尿作用，少数患者可能出现频尿。研究发现，炒杜仲和水煎剂的降压效果比较强。

（八）黄瓜藤

也就是通常所食用的黄瓜的茎，通过临床实践，发现其有良好的降压作用。将黄瓜藤制成一定的剂型（如片剂、流浸膏等），治疗高血压的总有效率为 82.8%。黄瓜藤的化学成分比较复杂，它的有效降压成分有待于进一步阐明。

（九）海带根

用海带根治疗 100 例高血压，降压的总有效率为 82%，症状的改善率为 88.5%，劳动力有不同程度影响的患者，治疗后恢复率为 90%。有些患者可能有上腹部的轻度不适感，但不影响治疗，没有其他不良反应。

二、家庭降压常用的单方、验方

1. 芹菜适量。芹菜去根洗净后，再用冷开水洗几次，放在消毒纱布内绞汁，取汁与等量蜂蜜或糖浆混合，每日服用 3 次，每次 40 毫升，服用前将药汁微微加温。最好是当日绞汁当日服用。服用时间越长复发率越低。

2. 牡丹皮 30~45 克。牡丹皮加水煎至 120~150 毫升药液，每日分 3 次服完。或初用牡丹皮 15~18 克，没有不良反应再增加到 30 克。一般服药 5 天左右血压即有明显下降，症状改善，在近期内能下降至正常或接近正常范围。

3. 生花生仁适量。将生花生仁浸泡在食醋中（注意：不要去掉花生仁的红色外皮，否则效果大减），至少 1 周以上，时间越长越好，每天晚上临睡前服，每次 2~4 粒，嚼碎吞服，连服 7 天为一疗程，一般在一疗程内降至正常。血压控制后，为巩固疗效，防止复发，可以每周服 1 次，每次 2 粒。因食醋易挥发，浸泡花生仁时要将容器口密封，切勿走气。

4. 地骨皮 60 克。将药加水 3 碗，煎至 1 碗，煎好后加少量白糖或猪肉煎煮。隔日 1 剂（第 2 天服渣的煎液），5 剂为 1 疗程，必要时可服 2~3 疗程。

5. 生大黄 8 克。每天冲服生大黄 8 克，停服其他药，患者除了大便稍稀外，没有任何不良反应，治疗一段时间后，体重也会有所减轻。

6. 鸡蛋 4 个。醋炒鸡蛋，不用盐，每日 1 次，可常服。

7. 罗布麻 3~6 克。罗布麻每日用 3~6 克，开水泡代茶饮，或早晚定时煎服。服药时间越长则疗效越高，对头痛、眩晕、脑胀、失眠多梦、浮肿等症状有较好的缓解作用。

8. 金雀花 25~50 克（茎叶有毒）。取根，洗净去外皮，切片。水煎，加白糖适量，每天分 3 次服用，效果显着。

9. 车前子 9 克。每日煎 2 次，代茶饮，用药一个月后疗效不显著者，可加大用量至 18 克。

10. 大蓟干根 50 克。将药加水浸泡半小时，煎煮 3 次，每次煮沸半小时，滤渣合并浓缩为 200 毫升。每次口服 100 毫升，早晚各服 1 次，疗程 1 周~3 个月不等。

11. 钩藤 30 克。加水 100 毫升，煮 10 分钟，为一日用量，早晚两次分服。大多在 3~4 周内见效。

12. 生花生壳 120 克。煎水服。或制成粉剂，每日服 3 次，每次 2 克，并有一定的降胆固醇作用。

13. 荷叶 30 克。煎水代茶饮，可常服。

14. 开花前的鲜梧桐叶 30 克。洗净切碎，先用开水冲洗 1 次，继用沸水泡 5~10 分钟，代茶频饮。

第四节　中药复方在降压中的作用

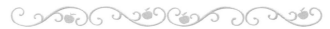

高血压的辨证施治，是中医治疗高血压的精华所在。在辨证的基础上，可适当加入前面介绍的常用单味药和单方。另外，在当今中医治疗高血压的临床实践中，也广泛使用着一大批中医复方。这些处方的来源，有很大一部分是古方新用，也有一些是名老中医自创的治疗高血压的专方或验方，还有一小部分是中、西药合用的混合剂。

一、目前常用于降压的古方

（一）黄连解毒汤

本方出自于唐代王焘的《外台秘要》一书，由黄连、黄柏、黄芩、山栀四味清热解毒药组成。日本学者对本方的研究比较深入，在日本是治疗高血压的常用方之一。对于上火、颜面红赤、失眠、易怒以及妇女更年期综合征伴高血压的患者比较适宜。

（二）泻心汤

本方出自汉代"医圣"张仲景的巨著《金匮要略》，由大黄、黄芩、黄连三味药组成。日本学者用于治疗高血压而有面红赤、精神烦躁不安、鼻出血、眼底出血、常便秘、脉有力的患者。

（三）六味地黄丸

此方可能是中医最负盛名的处方之一。来源于宋代大医学家钱乙的《小儿药证直诀》，由熟地黄、山萸肉、泽泻、丹皮、茯苓六味组成，临床主要用于肝肾阴虚型的高血压患者。

（四）钩藤散

本方出自宋代医学家许叔微的著作《普济本事方》，由钩藤、陈皮、半夏、麦门冬、茯苓、人参、防风、菊花、石膏、生姜、甘草组成。主要用于高血压而有神经质、头痛、头晕、肩背紧急、眼充血的患者。从研究结果来看，此方对改善高血压的症状有较好的疗效，但对于它是否有降压作用，学者们尚有争议。

（五）镇肝息风汤

本方由清代的中西医汇通派医学家张锡纯所创，载于《医学衷中参西录》，由牛膝、代赭石、生龙骨、生龟板、生白芍、玄参、天冬、川楝子、生麦芽、茵陈、甘草组成。主要用于阴虚阳亢或肝阳化风型的高血压患者。

（六）天麻钩藤饮

本方出自胡光慈的《杂病证治新义》，由天麻、钩藤、石决明、山栀、黄芩、牛膝、杜仲、益母草、桑寄生、夜交藤、茯神组成。对于肝阳上亢型高血压有较好的疗效。

（七）半夏白术天麻汤

本方出自"金元四大家"之一的李东垣的名著《脾胃论》，由半夏、白术、茯苓、陈皮、苍术、麦芽、天麻、神曲、黄芪、人参、泽泻、黄柏、干姜组成。用于高血压胃肠功能较弱、恶心呕吐、乏力、面色无华、头痛、眩晕、脚冷的患者。

（八）八味丸

本方亦为"医圣"张仲景所创。药用干地黄、山茱萸、山药、泽泻、茯苓、丹皮、肉桂、附子。主要用于高血压同时有肾硬化症或肾病伴血压升高者，患者有夜间多尿，或者小便不利、腰腿酸软无力、下半身发凉、足背轻度浮肿、手足冷等表现。

（九）大柴胡汤

本方出自张仲景的《伤寒论》，由柴胡、半夏、生姜、黄芩、大枣、芍药、枳实、大黄组成。本方用于体质壮实或肥胖而有便秘的高血压患者，尤其有胸胁部胀满、腹部饱胀等表现。方中大黄的使用应根据大便情况进行加减，以保持每日大便畅通为度。

二、降血压的常用经验方

（一）清脑降压汤

药物：珍珠母20克、石决明25克、何首乌50克、白菊花15克、钩藤15克。

肝阳上亢型的患者，加玄参40克、白芍、牛膝、蒺藜、地龙、云苓、夏枯草各15克。

肝肾阴虚型的患者，加淫羊藿、巴戟、金樱子各15克；黄芪、茯苓、杜仲各20克、熟地50克。

（二）降压方

药物：生石决、罗布麻、豨签草各30克，白芍、益母草、防己各10克，桑寄生、丹参各15克。

使用时应根据患者的不同表现，适当对药物进行加减。

（三）复方槐花降压汤

药物：槐花、桑寄生各25克，夏枯草、菊花、草决明各20

克，川芎、地龙各 15 克。每日 1 剂，15 天为一个疗程。

本方适用于肝郁血、肾虚肝阳偏亢的高血压患者。根据报道，本方不仅有较好的降压效果，也有一定的防治动脉硬化的作用。

（四）平调阴阳方

药物：女贞子 15~30 克、旱莲草 15~30 克、桑葚子、白芍、丹参各 15 克、牛膝、杜仲、钩藤、茺蔚子各 12 克、珍珠母 30 克、地龙 10 克。每日 1 剂，2 周为一疗程。

本方在降压的同时，还有一定的降血脂作用。使用时，应根据患者的不同表现对药物进行加减。

（五）活血潜降汤

药物：牛膝、丹参、泽泻各 20 克，钩藤 30 克，益母草、地龙、生地、枸杞子、山药各 10 克，桑寄生 15 克，川贝 6 克，巴吉 10 克，茶叶适量。每日 1 剂，20 天为一疗程。

用于治疗西医的 Ⅱ 期高血压病症，效果显著。本方尚有一定的降低胆固醇作用。

（六）化瘀承气汤

药物：丹参、牛膝各 30 克、酒制大黄 6 克。每剂加水 600 毫升，浓煎至 150 毫升，每日服 1~2 剂，分 3 次服。如果患者出现高血压危象、高血压脑病或脑出血时，可以用本方灌肠。

在临床使用中，发现本方有改善血液循环、降低血液黏稠度的作用，另外，对高血压并发肾功能衰竭、眼底出血有明显改善作用。

（七）牛黄降压丸

药物：由羚羊角、珍珠、牛黄、冰片、黄芪、郁金、白芍、水牛角等组成。

主要用于肝火旺盛、头晕耳鸣、心烦易怒的高血压患者。

（八）降压茶

药物：决明子、枸杞子、白菊花各 6 克，生山楂 10 克，茺蔚子、甜菊叶各 3 克，茶叶适量，用开水将上药冲入茶壶，代茶常饮，每日服 1 剂。

（九）银菊饮

药物：银花、菊花各 25~31 克。头晕明显的患者加桑叶 13克；动脉硬化、血脂高者加山楂 13~25 克。每日 1 剂，分 4 次用滚开水冲泡 10~15 分钟后当茶饮，冲泡 2 次即可弃掉另换。

（十）七物降下汤

药物：当归、芍药、川芎、地黄各 4 克，黄柏 2 克，黄芪、钩藤各 3 克。

本方，用于舒张压偏高，尿蛋白阳性，容易疲乏，怀疑为肾硬化症的高血压患者。

三、降血压常用的中西药混合剂

在治疗高血压的过程中，医生和患者可能都有这样的感觉：西药降血压的效果很快，但对于改善患者的各种症状，却没有太好的疗效，而且不良反应也比较多。中药一般能有效地消除患者的许多不适感，如烦躁、头痛、头晕等，但降血压的效果来得比较慢，对于一些需要短期内降压的患者，就不那么适合了。因此，有人想到了把中、西药混合使用的方法——在中药中加入小剂量西药，结果达到了人们的预期目的，不仅充分显示了两种方法的优点，而且把缺点也减少到了最少程度。不失为一条寻求优良降压药的途径之一。但目前此类药物甚少，主要有下面几种：

（一）桑菊降压片

主要由中药桑葚、黄芩、小蓟、葛根、菊花加西药硫酸胍生、利血平、双氢克尿塞、利眠宁等，按照一定的剂量和制剂工艺加工而成。

本药降血压的有效率92%，改善症状的有效率也在82%以上，患者血压降至正常所需时间在8天左右，而且一般很少有不良反应。

（二）珍菊降压片

由中药野菊花、珍珠层粉、槐花米和西药可乐宁、双氢氯噻嗪组成。

本方适用于各期各型高血压，尤其适用于Ⅱ期高血压患者。少数患者服药后可能有口干、乏力、尿多、胃部不适等感觉，但在服药1~2周内可适应和减轻。

（三）降压Ⅲ号

由中药花生藤、益母草、豨签草、野菊花、草决明、荷叶加西药双氢氯噻嗪、利眠宁组成。

本方对于降压，改善症状都有较好的疗效。服药时间过长，少数患者有头晕、乏力、胃部不适感，可改在饭后服药或减少药物剂量。

（四）压得平

由田七花、钩藤、茯苓、萝芙木制成。疗效确切而没有明显不良反应。

（五）威乐降压片

由中药山楂、葛根、红藤、虎杖、桑寄生加西药可乐宁组成。从临床使用结果看，无论在降压或改善症状方面，本方均优于纯用中药或纯用西药。

（六）复方血必平片

由中药罗布麻叶加西药利血平、双氢克尿塞、利眠宁组成。疗效显着，而且没有发现明显的不良反应。

第五节　中药外用治疗高血压的方法

中医的外治法，不仅有着悠久的历史，而且已经形成了独特而较为完善的理论体系。内服药物，不论是西药或中药，都有一定的毒副作用，俗语说"是药三分毒"，是有道理的。但如果采用中草药外治法，不良反应将大为减少，而且使用方便，对于不宜多服或久服降压药物的患者更为适宜，有很大的家庭推广价值。

下面，选择 3 种疗效比较确切的中药外治降压法介绍给广大患者朋友。

一、中药外敷法

中药外敷的部位，多选择脐部（中医称为神阙穴）、脚心和某些相关的穴道，这是为什么呢？根据西医学的解剖来看，脐，是胚胎发育过程中最后关闭的部位，皮肤很薄，皮下没有脂肪，药物的分子很容易能渗透扩散。而且，在脐的周围，有丰富的血管网分布，药物能很快地被直接吸收进入血液发挥药力。与口服药物相比起来，药物的有效成分不会遭到消化液的破坏。而使用药物敷贴脚心，则是根据中医的"上病下取"理论而来，认为可以起到"引血下行"、"引火归原"的作用，从而达到降低血压之目的。至于中药外敷的穴道，都是被临床和实验证明有显著降压效果的穴道。我们来看看具体的操作方法：

（一）外敷神阙穴

取中药吴茱萸、川芎各半，混合后研成细末，密封贮存备用。敷药前，用酒精棉球将神阙穴擦拭干净。取药粉 5~20 克纳入脐中，上面盖以麝香止痛膏固定，每 3 天换药 1 次。

（二）外敷脚心

物用蓖麻仁 50 克、吴茱萸 20 克、附子 200 克，将三种药共同研成细末，加生姜 150 克，捣成泥状，再加冰片 10 克，调成膏状。每晚贴两脚心，7 天为一个疗程。

（三）外敷穴位

用白花蛇 3 条，蜈蚣 9 条，土鳖虫、黄连、白芥子、元胡各 6 克，地龙、蝉蜕各 9 克，葛根 15 克，甘遂、细辛、三七各 3 克，上药共研成细末。麝香 1 克，姜酊适量。将药粉用姜酊拌成膏，做成直径 2 厘米，厚 0.5 厘米的饼状。在药饼的中心放少量麝香末，置放在有纱布的塑料纸上。贴在两侧心俞、肝俞、肾俞、关元等穴位上。贴药后，局部有凉爽感，从 45 分钟到 60 分钟逐渐发热，随着时间的延长局部产生灼热感，重者起水泡。敷药时间为 8~12 小时，气候凉爽时可延长到 24 小时，去药时间以局部有灼热感为标准。

二、中药煎汤浸泡法

本法浸泡的主要部位是双脚，这与药物敷贴脚心有异曲同工之妙。目前常用的方法有：

（一）钩藤浸液浴脚

用钩藤 20 克，剪碎后用布包，其中加少量冰片。每日晨起和晚睡前放入盆或桶内，加温水浴脚，每次 30~45 分钟，不断加水以保持水温，每包用 1 天，10 天为一疗程。

（二）茺蔚子等煎汤泡脚

用茺蔚子、桑叶、桑枝各 10~15 克，煎汤约 150 毫升，水温合适时，放入盆中泡脚，时间约 30 分钟，洗后卧床休息。研究观察发现，本法泡脚 30 分钟后即开始降压，一小时后作用最强，可维持 4~6 小时。如果 8 小时后血压有回升，可以煎汤第 2 次浸泡。一般泡 1~2 次即可恢复到平时的基础血压。

（三）磁石降压煎剂泡脚

用磁石、石决明、党参、黄芪、当归、桑枝、枳壳、乌药、蔓荆子、白蒺藜、白芍、炒杜仲、牛膝各 6 克，独活 18 克。煎汤浸泡双脚 1 小时，每日 1 次，经 1~3 次治疗后，血压即可降至正常，血压正常后就不再浸泡。

三、药枕疗法

组成药枕的药物多为气味芳香、含有挥发油的药物，挥发油能直接从植物蒸发到空气中，香味散发到枕上尺余，淡而不薄，久而不昏。通过呼吸道吸入体内，有开窍醒脑，扩张外周血管而达降压作用。

以下介绍两种药枕：

药枕一

用野菊花 500 克，艾绒 200 克，夜交藤粗末 100 克，牡丹皮、枸杞子、山海螺、虎杖、白芷各 20 克，樟脑 5 克，均为细末；香精少许，箬壳丝 50 克。先将菊、艾、夜交藤平摊于箬壳丝上，其他各药和匀分装于 5 只棉毛针织布小袋中，缝好，枕芯四角与中心各放一只，用纱布做枕芯袋，以利药物气味透出。用浅蓝色棉布做枕套，有利于安定情绪、消除疲劳。

药枕二

用野菊花、淡竹叶、冬桑叶、生石膏、白芍、川芎、磁石、蔓荆子、青木香、晚蚕砂等。将药物装布袋内代替日常睡枕使用，要求每昼夜使用时间不少于 6 小时。平时应保持枕面清洁，经常翻晒，以利药枕气味散发。

第五章

高血压的自然疗法

中医使用的针灸、气功、推拿，都是完全不借助于药物而治疗疾病的。而即使使用中药治病，西方医学界也视之为自然疗法，因为中药都是由自然界天然的植物、动物、矿物而来，并非是化学合成品。加上中医明确卓越的疗效，使得西方医学界对自然疗法的概念，大大扩展了。

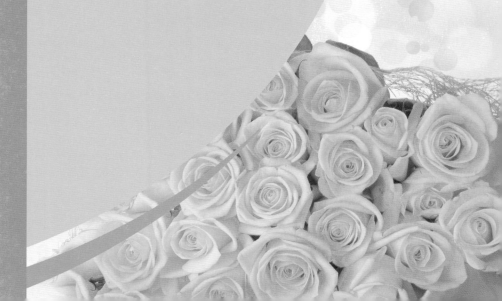

本书在前面的章节中，已介绍了高血压的基础知识，中西医的治疗方法，相信读者对高血压的情况有了一个较为清晰的认识。

总的来说，高血压是一种病程长而治疗难度大的疾病，单独依靠药物治疗，虽然是现今医学界治疗高血压的主流，却远未达到完善的水准，很多患者历经中西药物的治疗，却不能获得满意的疗效。

近年来，国内医学界根据高血压的一些特点，在采用中西药物治疗的同时，有意识地选用一些自然疗法，介绍给患者本人或其家属，让他们在家庭中进行自我治疗，结果取得了十分可喜的疗效。本章的最后附有治疗高血压的经络及穴位图谱，读者可以根据正文的内容，对照图谱进行自我治疗与康复。也可以购买一幅针灸穴位图，挂在自己的房间中，并根据本书所提供的穴位，找出其位置进行自我治疗。

第一节　自然疗法的概念及对高血压的疗效

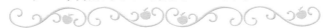

中医的药膳、针灸、穴位按摩、经络锻炼以及气功疗法，不仅疗效好，而且具有丰富的理论基础；因此，本书主要介绍这几种自然疗法。其中，除了针灸疗法需要由专门的医生来操作外，其他几种疗法都适宜于患者或家庭成员自己动手施行，所以，掌握这些疗法的具体内容，是患者在家庭中自我治疗、自我调养、自我康复的重要方法，是每位患者都需要知道的。

一、自然疗法是高血压患者康复的重要方法

大家都已知道，现今用于治疗高血压的药物层出不穷，每年

都有数不清的新药在诞生，这些药物往往具有迅速的疗效。然而，大多疗效不能持久，而其带给人体的不良反应，又不是短期内可以发现的，所以，目前医学界主张对于高血压的药物治疗，一定要采取较为慎重的态度，切不可因为治病心切而滥用药物。

而自然疗法对于高血压患者来说，则不必有任何顾虑，因为不需要服食药品，所以不会产生药害。同时，自然疗法对高血压的治疗，效果十分突出。尤其是自然疗法一般是通过激发人体自身的潜能，来调整患者身体内部环境的失衡，这是任何药物都难以企及的。

另外，中医认为，"久病必成瘀"，高血压患者或多或少都有一些瘀滞征象，如面色发暗，腰酸痛等，这些瘀滞之象，只通过药物来解除是十分困难的，如果能配合以针灸和推拿，或是进行经络锻炼，则往往勿需任何药物就可以解决问题。

从国内的研究成果看，上述隶属于中医范畴的自然疗法，不仅可以改善高血压患者的症状，而且可以从根本上改善患者的体质，因此，自然疗法对于高血压患者来说，是标本兼治的医疗方法，疗效十分可靠。

二、自然疗法在高血压治疗时应注意的事项

本书所介绍的各种自然疗法，都是隶属于传统中医的范畴，因而，具有坚实的中医理论基础。它不同于一些新兴的自然疗法，如音乐疗法、鲜花疗法等，这些新兴的自然疗法往往只能解除患者的某一方面的症状，而没有对疾病起到全面治疗作用。

而药膳、针灸、推拿、气功、穴位以及经络等疗法，从本质上讲，它们本身就属于中医，而且历经了千百年的临床实践，它们对疾病的治疗，是全方位的。同时，在施行这些疗法时，也需

要注意一些问题：

首先，要掌握各种疗法的内涵，了解各种疗法的适应证，不能因为自然疗法没有不良反应，就随便用。

其次，自然疗法不借助于药物，它是激发人体的自愈能力来治疗疾病，因此，其疗效的获得，并不是进行一两次治疗就能达到的，而应长年坚持，持之以恒，日久自然显现其功效。而且一旦出现疗效，其疗效就十分显著，并且不会有病情复发、疗效不能维持的现象。

最后需要了解的是，自然疗法既可用以治疗，也可用以强身，即使无病之人用了，也不会有任何危害，反而可以延年益寿。所以，即使在高血压痊愈后，也还应继续坚持这些自然疗法。

以上三点是高血压患者在进行自然疗法时，需要注意的几个问题，以下在介绍到各种自然疗法的具体内容时，还有一些具体的要求，也需要加以注意。本章主要介绍几种治疗高血压的自然疗法，包括饮食疗法、经络锻炼法、穴位按摩法、针灸疗法等。

第二节　饮食疗法

人类是大自然之子，大自然为人类提供了种种赖以生存的天然食物和药物。几千年来，中国人民在长期的生活抗争实践中，不但发现、挖掘了众多的天然食物和药物，而且探明了食物和药物的内在联系，从而悟出了"医食同源"、"食药同源"等科学哲理。

为什么食物和药膳能防治疾病呢？中国医学认为食物与药物一样，也有其寒热温凉之性，有辛酸甘苦咸五味之不同，进入人体后，除了供给身体必需的营养，使身体强壮之外，还能调整脏腑的功能状态，纠正阴阳之偏盛偏衰，从而祛除病邪。它与药物不同之处在于作用平和，没有不良反应，可长期食用，这也正是它能风行世界的重要原因。

需要注意的是，饮食疗法不能被简单地认为某种食物可治疗某种疾病，长期服用即可，也不能等同于饮食进补。药膳的配伍组合，也是以中医理论为指导的。在熟悉了解了每味药，每种食物的性味功用之后，再把它们有机地结合起来，经一定的方法烹调之后，用以治疗某种疾病。如果选择食物或药物不当，则有可能毫无效果，甚至加重病情。若烹调方法不当，亦可能使药性全失而于事无补，所以家庭使用饮食疗法时，要在有关书籍或医生的指导下进行，切勿滥用或滥补。

本节将从食物、药膳两个方面向您介绍一些常用于治疗高血压的方法：

一、对高血压有治疗作用的单味食物

1. 荠菜：中医认为其性平、味甘、无毒，入足厥阴肝经。现代医学研究发现荠菜营养丰富，含蛋白质、脂肪、醣类、胡萝卜素、维生素、粗纤维以及10多种人体需要的氨基酸。所含胆碱、乙酰胆碱、芸香苷、木樨草素等均有降压作用。

2. 莼菜：性寒、味甘、无毒，入肝、脾二经。取莼菜50克加冰糖适量炖服。10天为一疗程，连续服用，可治高血压。因其性寒，尚可治热积呕恶、热毒发背等症。

3. 菠菜：性凉、味甘、无毒，入膀胱、大肠经。实践证明，常食菠菜确能和血通脉、益血润肠、调中下气。但应注意，菠菜含有较多的草酸，烹调时可先将菠菜在开水中焯一下，可减少草酸含量，除去涩味。

4. 旱芹：性凉、味甘苦、无毒，入肝、胃二经。现代药理实验亦显示旱芹淬取物有明显降压作用，持续时间随剂量增加而显着延长。

5. 茶匙：又称伸筋藤、鸡卵菜等。性平、味甘酸、无毒，用治肺炎、痢疾、高血压、月经不调、痔疮、痈疽等症。现代研究证明它含有蛋白质、脂肪、糖类、胡萝卜素等人体需要的营养成分，高血压患者若常以适量鹅肠菜煮豆腐食用，则大有裨益。

6. 胡萝卜：性平、味甘、无毒，有紫红和红色两种，性能大致相同，均有补脾健胃、宽中下气、清热解毒等功效，主治高血压、糖尿病、咳嗽、角膜干燥等症。胡萝卜含胡萝卜素、多种维生素及氨基酸等，其有很高的营养价值，尤能补充维生素 A 的不足。此外，还含有槲皮素等，可促进冠脉血流量。所含琥珀酸钾盐是降压药有效成分，故食之可缓解高血压引起的头痛。把胡萝卜捣烂取汁，每取 90 克，日服 2~3 次，可治高血压。

7. 洋葱：近年发现洋葱含有前列腺素 A，能降低人体外周血管阻力，降低血压，并使血压长期稳定，对脆性的血管尚有软化作用。其所含槲皮素被人体吸收消化后，有很强的利尿作用。若用适量洋葱煎汤，时时饮服，可辅助治疗高血压、高血脂之类的疾病。

8. 西红柿：又名番茄。其性微寒、味甘酸，具生津止渴、凉血养肝、清热解毒之效，能治高血压、坏血病，并预防动脉硬化、肝脏病等。现代研究表明西红柿含糖类、蛋白质、脂肪、维生素 B、维生素 B 族、维生素 C、纤维素及钙、磷、铁、锌等多种成分。高血压患者连续半个月在清晨空腹吃两个西红柿，有降压作用。

9. 黑木耳：性平、味甘，入胃、大肠二经。能凉血止血、和血养营、益气润肺、养胃润燥，对崩中漏下、痔疮出血、久病体虚等症，最为适宜，对高血压亦有一定疗效。取黑木耳、银耳各10克，洗净浸软，置碗内蒸1小时，经常服食，可治血管硬化、高血压眼底动脉硬化出血等症。此外，研究发现黑木耳还有利于减肥、美容。

10. 白木耳：又名银耳，性平、甘淡、无毒。能润肺生津、滋阴降火、益气和血、补脑健心、补肾强精，不但适用于一切老弱妇孺、病后体虚者，而且对高血压、血管硬化等症尤为适宜。取白木耳、莲子、赤豆适量共煮，每日吃一碗，可治高血压、动脉硬化、神经衰弱等症。

11. 香菇：香菇营养非常丰富，除含有蛋白质、脂肪、糖类、多种维生素和微量元素外，还含有18种氨基酸。所含核酸类物质，可以抑制血清和肝脏中胆固醇增加，促进血液循环，有防止动脉粥状硬化和血管变脆及降低血压作用。可取鲜香菇90克，用素油适量、食盐少许炒过，加水煮汤，经常服食，即可治疗高血压、糖尿病、动脉血管硬化等症。

12. 蘑菇：蘑菇味道鲜美、营养丰富，被世界上公认为具有高蛋白、低脂肪、低热量、高维生素的保健食品，因此中老年人特别是患有高血压、高脂血症的中老年人，食用尤为适宜。常服用之，还有预防动脉硬化、肝硬化的作用。

13. 海带：性寒、味咸、无毒，入脾、胃二经。能去脂降压、软坚散结、消痰平喘、通行利水。对瘿瘤、痰热咳喘、水肿、高血压患者均有治疗效果。现代研究亦证明其所含褐藻氨酸具有降压作用。日本科学家用60℃的水浸泡海带，再浓缩浸液，给高血压患者服用，疗效良好。另外其析出物甘露醇是一种渗透性利尿剂，可降低颅内压、眼内压，减轻脑水肿、浮肿，因此是高血压、水肿、小便不利患者的食疗佳品。

14. 大蒜：是常用作料，其性味辛温，具杀虫、消痈、解毒、行滞、健胃之功效。实验研究发现它还能减慢心率，增加心收缩力，扩张末梢血管，增加利尿，因而有降低血压的作用。科学家实验用大蒜酊剂治疗高血压，有 40% 的患者，血压下降 20 毫米汞柱。故高血压患者可常服食大蒜。

15. 山楂：乃酸甘微温之品。含有酒石酸、柠檬酸、山楂酸等，并富含维生素 C。能消食积、散瘀血，驱绦虫，止痢疾。山楂与槲寄生、大蒜及臭梧桐合用时，降压作用大大增强，作用时间也有所延长。将山楂干品制成糖浆，每日服 3 次，每次 20 毫升，饭后服，有明显降压作用，且能改善食欲，非常适用于高血压患者。也可用山楂 10~12 克，或山楂花 3~10 克，水煎服，每日 3 次，用以治疗高血压、冠心病、冠状动脉供血不足等。

16. 香蕉：为甘寒之品，含有淀粉、蛋白质、脂肪、糖分、无机盐及多种维生素等，其有清热、润肠、解毒之功效。高血压、动脉硬化、冠心病患者，每天吃 3~5 根香蕉，则大有裨益；也可将 50 克香蕉研碎，加入等量茶中，再加适量糖制成香蕉茶，每日饮用；或在香蕉油内加适量白糖，每服一小杯，每日饮 3 次亦有疗效。

17. 向日葵子：平淡、无毒。富含脂肪油，亦含蛋白质、糖类、柠檬酸等多种成分。具平肝、降压、治痢、透脓之功。高血压患者可每日吃一把生葵花子，或配饮芹菜根汁。

18. 海蜇：性平、味咸，除含一般营养素外，鲜海蜇含水极多，另含胆碱、碘。有清热、化痰、消积、润肠之功。治疗高血压，可将海蜇 200 克漂净，同洗净之荸荠 600 克（连皮用）加水 1000 毫升同煎，煮至 250 毫升时，空腹服或饭后服用。待血压降至正常，自觉症状大部分消失后，可减量减次服用。

19. 醋：味酸苦性温。醋的一般组成为浸膏质、无机盐、还原糖、挥发酸及不挥发酸等。用醋 50 克兑水煎煮鸡蛋一只，晨起空腹服用，连服 1 周，可治高血压。此外，醋还可预防流行性感冒、脑炎，治疗急性慢性肝炎、胆道蛔虫症等。

20. 冬瓜：其性微寒、味甘淡、无毒，入肺、大小肠、膀胱三经，能清肺热化痰，清胃热除烦止渴，甘淡渗利，去湿解暑，利小便，消水肿最宜。现代医学研究表明，冬瓜除含大量水分外，还含多种营养素，如蛋白质、醣类等，由于其含钠量较低，故对动脉粥样硬化冠心病、高血压、肾炎水肿等有良好疗效。

二、常用治疗高血压的药膳及制作方法

1. 天麻猪脑

来源：《中医饮食疗法》

配料：天麻 25 克、猪脑一个（约 200 克）、绍酒 5 克、白糖 5 克、葱 5 克、姜 3 克、味精 2 克、香油 2 克、精盐 2 克、花椒水 10 克。

制作：将天麻洗净，放入碗内，加绍酒、白糖上蒸笼蒸透（约 40 分钟），取下切片备用；将猪脑放入砂锅内，加花椒水、葱段、姜片、精盐、开水 250 克，上火炖熟，拣去葱段、姜片，再加入天麻片、味精，开锅后淋上香油即可上桌食用。

适应证：肝阳上亢之头痛、眩晕眼花、肢体麻木、半身不遂、言语迟钝、肢体痉挛抽搐、高血压、动脉硬化等。阴虚者忌用。

2. 芹菜肉丝

来源：《中医饮食疗法》

配料：芹菜 500 克、瘦猪肉 100 克、精盐 5 克、味精 5 克、

芝麻油 30 克、葱丝 5 克、姜丝 3 克。

制作:芹菜去根、叶,洗净,切成 5 厘米长的段,用开水烫一下,捞出放凉,晾干备用;肉切成细丝;炒勺放火上,勺内加芝麻油,烧热放入葱丝、姜丝、肉丝,煸炒至肉丝断生,加精盐、味精、芹菜翻炒均匀即可。

适应证:肝火头痛目赤,耳鸣口苦,肝阳上亢之头晕目眩,肢麻,水肿,小便不利者适用。本方降压作用安全可靠,对高血压动脉粥样硬化均有治疗作用。

3. 菊花鸡

来源:《药膳治百病》

配料:菊花瓣 60 克、鸡肉 750 克、鸡蛋 3 个、玉米粉、湿淀粉等调料各适量。

制作:菊花用冷水洗净;鸡肉洗净,去皮、筋,切薄片,用蛋清、盐、料酒、胡椒粉、玉米粉调匀拌好,麻油与白糖、盐、胡椒、味精和成汁。锅内放植物油 1000 克,烧至五成热,倒入鸡肉滑散滑透,捞出,沥去油。锅内留油 30 克,投入葱、姜稍煸炒。倒入鸡片,烹入料酒,把和好的麻油倒入锅内翻炒几下,淋入湿淀粉勾芡,随即投入菊花快速翻炒均匀出锅。每日午餐服食,10 日为一个疗程。

适应证:高血压。

4. 昆布薏米蛋汤

来源:《药膳治百药》

配料:昆布、薏仁各 30 克,鸡蛋 3 个,盐、猪油、味精及胡椒粉适量。

制作:海带洗净,切条状。薏仁洗净,加水,共放入高压锅内将海带、薏仁炖至稀烂,连汤备用;将锅置旺火上,放猪油适量，先将鸡蛋炒熟，随即将海带、薏仁连汤倒入，加盐、胡椒粉适量，将熟时加味精，每日 1 次，可间断常食。

5. 夏枯草瘦肉汤

来源：《内科病饮食疗法》

配料：夏枯草 12~25 克、瘦猪肉 50 克。

制作：夏枯草洗净、猪肉切片，共置砂锅内，文火煲汤。饮汤吃瘦肉。每日服 2 次，连服数日。

适应证：适用于高血压之肝阳上亢型。

6. 海带花生瘦肉汤

来源：《内科病饮食疗法》

配料：海带 30 克、花生 50 克、冬瓜 100 克、瘦猪肉 50 克。

制作：海带洗净切条，冬瓜切块，猪肉切丁，共置砂锅内，慢火煲汤，熟后吃菜喝汤。

适应证：高血压患者均可服用。

7. 淡菜松花蛋汤

来源：《药膳治百病》

配料：淡菜 30 克、松花蛋 1 个。

制作：同煮汤服食，每日 1 次，连服 5~6 日。

适应证：阴虚阳亢型高血压。

8. 海蜇荸荠汤

来源：《药膳治百病》

配料：海蜇皮 50 克、荸荠 100 克。

制作：荸荠去皮切片，与海蜇皮共煮汤，每日服 2 次，长期服用。

适应证：热盛伤阴之高血压。

9. 决明子粥

来源：《内科病饮食疗法》

配料：决明子 10~15 克，大米 100 克，菊花 10 克，冰糖少许。

制作：先将决明子炒到微黄有香气，待冷后与白菊花同煎取汁，药汁与大米煮粥，熟后入冰糖煮即可。

适应证:用于高血压之肝阳上亢型。

10. 杞菊地黄粥

来源：《内科病饮食疗法》

配料：熟地黄 15 克、枸杞子 15~30 克、菊花 10 克、大米 100 克。

制作：先煎煮熟地黄、枸杞子，约 30 分钟后下菊花，煎煮 5 分钟，去药渣取汁，与大米共煮粥服。

适应证：适用于高血压之阴虚阳亢型。

11. 杏仁陈皮薏仁粥

来源：《内科病饮食疗法》

配料：陈皮 6 克、杏仁 12 克、薏仁 30 克、大米 100 克。

制作：先煎陈皮、杏仁取汁，与大米、薏仁共煮成粥。

适应证：痰浊阻滞之高血压，症见头晕头痛、头重如裹、心烦胸闷、食少欲呕、腹胀痞满、舌苔厚腻等。

12. 冬瓜草鱼汤

来源：《百病食疗偏方 100》

配料：冬瓜 250~500 克、草鱼一条约 200~250 克、佐料适量。

制作：草鱼去鳃、鳞、内脏，洗净，放油锅内煎至两面金黄色取出。冬瓜洗净切块，同煎好的草鱼一同放锅内，加水适量，用文火煮 3~4 小时，加食盐少许调味即可。

适应证：一般高血压均可服用。

13. 山楂粥

来源：《粥谱》

配料：山楂 30~40 克、粳米 100 克、砂糖 10 克。

制作：先将山楂入砂锅煎取浓汁，去渣，然后加入粳米、砂糖煮粥。每日 1 次，7~10 天为一疗程。

适应证：用于高血压、冠心病、心绞痛、高血脂症及食积停滞、腹痛、腹泻、小儿乳食不消等。不宜空腹食用。

14. 玉米须西瓜皮香蕉汤

来源：《饮食疗法》

配料：玉米须 60 克、西瓜皮 60 克（鲜品用 250 克）、香蕉 3 根。

制作：香蕉去皮，三物共放砂锅内，放清水 4 碗，煎至一碗半，加冰糖调味饮用。一日内分 2 次饮完。

适应证：高血压、糖尿病。

15. 天麻蒸鲤鱼

来源：《中国家庭药膳》

配料：鲜鲤鱼 1000 克、天麻 10 克、川芎 60 克、茯苓 20 克、白糖、胡椒粉、葱、姜、麻油、料酒、食盐、味精各适量。

制作：将鲤鱼去鳞及腮，除内脏，洗净，剁块，放入蒸碗内；将川芎、茯苓切片，与天麻同放在泔水中浸 4~6 小时，捞出，天麻蒸透，切片；然后将天麻片、川芎片、茯苓片分别夹在各鱼块中，放入蒸碗，加入料酒、姜片、葱节和适量清汤，入沸水锅中隔水蒸 50 分钟，拣去葱节、姜片，把鱼和天麻反扣入碗内，原汤倒入勺中，调入白糖等佐料，烧沸，浇在碗中即成。

适应证：对于治疗阴虚阳亢、眩晕、神经性偏正头痛、肢体麻木、失眠均有疗效，亦可作为高血压、眩晕、中风后遗症患者的辅助疗法使用。

16. 玉米须炖龟

来源：《中国家庭药膳》

配料：玉米须 100 克（干品 50 克）、乌龟 1 只、葱、生姜、精盐、料酒各适量。

制作：将玉米须洗净，装入纱布袋内，扎紧口；将乌龟放温热水中，令其排尽尿液，再用沸水将其烫死，除去头、爪和内脏，洗净，与纱布药袋一起放入砂锅内，加姜片、葱节、精盐、料酒，注入清水适量；将砂锅置武火上烧沸，后改用文火炖至龟肉熟烂，除去玉米须袋和龟甲即成。

适应证：糖尿病、口渴神倦、高血压等症。

17. 平菇豆腐

来源：《中国家庭药膳》

配料：豆腐 500 克、鲜平菇 1000 克、芝麻油、料酒、精盐、味精各适量。

制作：将平菇择去杂质，洗净，撕成小片，将豆腐上笼蒸 20 分钟，取出，候冷，切成小方块，与平菇一起放入砂锅内；注入适量清水，浇上料酒，用中火炖 30 分钟，加入精盐味精，淋上芝麻油即成。

适应证：用于高血压、高血脂动脉硬化等症。亦可作为癌症患者的辅助食品。

18. 仙人粥

来源：《中国家庭药膳》

配料：制首乌 50 克、红枣 20 个、粳米 200 克、红糖适量。

制作：加水煎煮 2 次提取首乌浓汁；粳米、红枣洗净同煮粥，待粥将成时加入首乌浓汁，续煮片刻即成。以早晚各服 1 次为宜，酌加红糖调味。连续服用 8~10 天，间隔 4~5 天再服。

适应证：用于肝肾亏损、须发早白、血虚、头晕、腰膝酸软，以及高血脂症、冠心病及高血压患者。

第三节　经络锻炼法

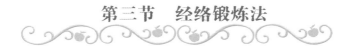

经络锻炼法，是中国民间及中医学中，用以治疗、养生、康复的传统疗法之一。

一、经络锻炼法的概念和操作方法

（一）经络锻炼法的概念及意义

所谓的经络锻炼法，从字面上解释，意思是指锻炼人体经络的方法。

如前所述人体的经络是有着极为重要的生理功能的，在人体的经络中，流通着人体的气血阴阳，因此，经络是否畅通无阻，关系着人体是否健康，人们通常都会听说过"通则不痛，痛则不通"，都是指经络而言。

经络的不通，不仅会引起人体某一局部的疼痛，而且会导致经络所连系的脏腑发生疾病，例如，如果联系于"肾"的经络滞涩，那么，腰部会疼痛，并且肾脏功能将受到影响。

由于经络的滞涩和不通，会导致疼痛及内部脏器的病变，因此，为了保持健康的身体，就必需保证人体各条经络的畅通无阻，这就是锻炼经络的目的和意义之所在。

另一方面，内脏疾病也可以导致经络的滞涩不畅，这时，如能疏通经络，则有治疗内脏疾病的作用，这是锻炼经络的另一个意义。

（二）经络锻炼法的操作方法

既然经络锻炼有治病和保健的好处，那么如何进行经络锻炼呢？相信这是许多读者希望了解的内容。从广义上讲，人体只要是在运动，就具有锻炼经络的作用，像平常打篮球、打太极拳等，都会牵动人体经络，这就是具有了锻炼经络的作用。但这种广义的经络锻炼法，虽可以起到强身健体的作用，但缺乏针对性，因此，在希望通过锻炼某一条经络，或某几条经络，有针对性地达到治疗某一种疾病的方法，乃是狭义的经络锻炼法。

狭义的经络锻炼法，是根据发病的内脏而选择一些与这个内脏相关的经络，进行有针对性的锻炼。例如，高血压与肾经、膀胱经等经络有关，因此，可选择肾经及膀胱经进行锻炼，以达到治愈高血压的目的。在操作上，可以沿着这几条经络用手指推拿、捶打等。

具体一点讲，现在常用的经络锻炼操作法，有以下几种：

1. 捶打法：以手握拳，用拳尖或拳腹，沿着所选定的经络线路，往返捶打，由轻到重，但捶打的力度要掌握好，以患者感到舒适而又能忍受为度。

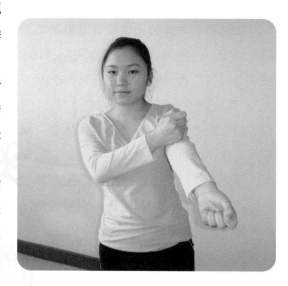

捶打法是最常用的方法，如果所选定的经络位于身体前面，则可由患者自己操作。如果所选定的经络位于后背部，或是患者自己的手臂达不到的地方，则需要由家庭中的其他成员帮助，才能进行。

2. 手指按压法：是以大拇指指腹，沿着所选定的经络线路，往返按压，亦是由轻到重，以患者感到舒适为度。

这种方法较捶打费力，但针对性及渗透力较

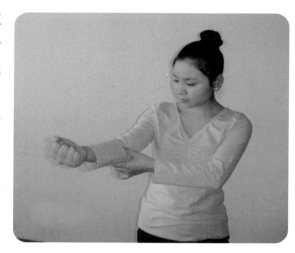

强，也可由患者自己或家人进行操作，一般来说，在按压到经络的某一部分时，患者会感到疼痛（与经络的其他部分相比），说明这一部分的经络是"病气"聚集的地方，因此，需要在此处多按压一些时间，这样，疗效会更好，也更有针对性。

3. 电子刺激法：前两种方法都是用患者或其家人的双手，进行经络锻炼的方法，而电刺激法，则是通过电子刺激器（或按摩器），沿着所选定的经络，进行往返的刺激，以达至锻炼经络的目的。

目前，这种作为医疗保健品的按摩器，市面上有许多种，患者可以自行购置，最好是选择那种使用轻便、刺激面小的按摩器，这样可以在具体操作时，既轻松，又有针对性。

4. 摩擦法：此种方法是以手掌的掌心，沿着经络循行的方向，来回摩擦，使经络循行部位感到发热时为度，一般可以往返摩擦10~20遍。

以上四种经络锻炼的具体操作方法，是如今最常见的方法，具有简单、实用、舒适、有效的特点。尤其适合于慢性高血压患者，持之以恒地进行经络锻炼，会取得非常好的治疗、康复效果，并可以辅助药物产生更好的疗效。

二、高血压患者可锻炼的经络及疗效

从理论上讲，人体的任何一条经络，都可以进行锻炼。同时，锻炼人体的任何一条经络，都会对人体产生保健作用，这是由于锻炼经络具有强身健体的作用，所以，对任何疾病都会或多或少地产生疗效。但这种没有选择的经络锻炼，缺乏针对性，见效较慢，为此，最好是根据疾病的不同，有目的地选择一些经络进行锻炼，可以取得更好的疗效。

另外，人体经络的循行，既有循行于体表的部分，又有循行于体内的部分。由于后者是不能用手触及的，因而也就无法用前述方法进行锻炼，而循行于体表的经络，则可以通过以上方法，或捶打、或按压、或电刺激、或摩擦，以使之得到锻炼。所以，以下本书所要介绍的经络循行部位，都是介绍循行于体表的部分，其深入内脏的部分略而未谈，在此特作说明。

根据笔者的临床经验，高血压患者可以选择以下经络进行锻炼：

（一）肾经

循行位置：从脚底心（涌泉穴）发出，斜向上行，从足内侧出来，沿着足内踝骨后面，向上行于小腿内侧；出于膝窝内侧，

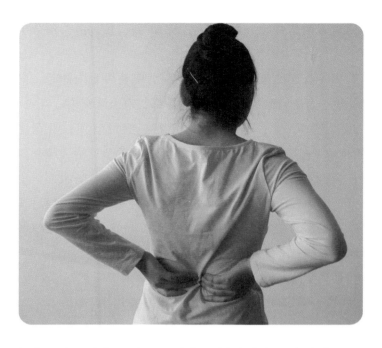

向上行走于大腿内侧；向上至腹部，沿胸腹部正中线旁边 1.5 厘米，向上行走，一直到颈部喉结两旁。左右各有 1 支。

锻炼方法：

1. 循行于腿部及脚部的部分，可以用按压法。

2. 循行于腹部的部分，可以用电刺激或摩擦法。

3. 循行于胸部的可以用按压或摩擦法。

功效：对肾经进行锻炼，有降压、利尿的效果，泛而言之，一切高血压患者，都可用此经进行治疗，但对于肾虚高血压的疗效较好。另外，肾经还有治疗心悸、失眠、口舌干燥、腹泻、黄疸、痿软、阳痿、视力下降的作用。

备注：足心及循行于小腿部分可作为重点锻炼部位。

（二）膀胱经

循行位置：本经的循行线路较多，循行于体表的经络线路包括：

1. 从眼内角开始，上行至前顶，再到头顶，由头顶分出到耳上角。

2. 另一支亦由头顶向后下行，至背部肩胛骨内侧时，向内侧沿脊柱边一直下行到尾骨，再经由臀部，直入膝窝中。

3. 背部另一支：从肩胛内侧下行，穿过肩胛，沿脊柱旁边10厘米，一直下行到尾骨旁边；再经过髋关节，沿大腿外侧后边下行，会合于膝窝中，由此而向下，经过小腿腓肠肌部，出于外踝后方，沿第五跖骨粗隆，到小趾的外侧，并向下与肾经相连。

以上三部分在身体的左右两侧都有，位置正好是相互对应的。

锻炼方法：

1. 循行于头部的经络线，可以用按压法。

2. 背部和腰部的部分，适用于一切经络锻炼法。

功效：膀胱经内连于膀胱及肾脏，对一切高血压都有疗效。头部的经络可治疗高血压头痛。

备注：腰部靠近肾脏的部位及膝窝可作为重点锻炼部位。

（三）脾经

循行位置：从足大趾内侧端（隐白穴）开始，沿大趾内侧赤白肉际，经足大趾根部的核骨后，上行至内踝前边；再向上到小腿内侧，沿小腿胫骨后，向上到膝和大腿内侧的前边；进入腹部。

锻炼方法：可用按压、摩擦等方法。

功效：中医认为，脾主管着全身的水湿，因此，通过本经的锻炼，有利水消肿的作用；研究发现，长期锻炼脾经还可有效地消除高血压症状。此外，对黄疸、腹泻、遗精、阳痿、月经不调、白带过多也有效果。

（四）胃经

循行位置：胃经是人体极为重要的一条经脉，在中医学、针灸学中都具有重要意义，其循行位置也较为复杂，主要包括以下几个部分：

1. 从鼻翼旁开始，上行交会于鼻根中，又由鼻根向下，沿鼻外侧，进入上齿的牙槽中，回出来挟口角边，环绕口唇，向下交会于颏唇沟；退回来沿下颌至颌角，向上行至耳前，经颧弓向上，沿头发的边际，到前额正中部。

2. 从锁骨上窝向下，经过乳头正中，垂直向下到肚脐旁，进入腹股沟；再向下经髋骨关节前，到股四头肌隆起处，下至膝部正中；沿小腿骨外侧，下行到足背，进入中趾内侧缝中，到次趾末端。

锻炼方法：

1. 腿部适用于任何锻炼方法。

2. 头部可以用按压法。

3. 胸腹部可以用摩擦法。

功效：中医学认为，肾为先天之本，胃为后天之本，因此，对胃经的锻炼，可以对高血压身体虚弱，产生疗效，对身体有强壮作用。适合于高血压患者进行自我康复。具体一点说，锻炼本经有调节身体免疫功能，治疗腹泻、食欲不振、精神困倦的作用。

备注：小腿部分是应该着重锻炼的部位。可用摩擦法对腹部循行部位进行锻炼，以腹部感到温热时为度。

以上向读者介绍了经络锻炼的方法，以及高血压患者可以选择的四条经络，在具体操作时，可以根据症状选择一条经络进行锻炼，也可以四条经络同时锻炼。

如果是由患者本人进行自我操作，可以根据以上介绍的各条经络的重点部位进行锻炼。但如果是本人手不能及的地方，则需要由别人代劳。

最后，需要强调的是，经络锻炼法最关键的一个要求是持之以恒，不能三天打鱼，两天晒网，那样的话，疗效很难保证。最好是能养成每天定时锻炼的习惯。

第四节　穴位按摩法

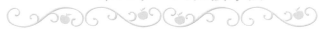

穴位是指分布在经络在线，针刺后反应比较强烈，疗效比较显著的部位，又称穴位或经穴。经络犹如汽车或铁路的运行路线，穴位则为路线上的车站。前面说过，经络能够运行气血、联络脏腑、沟通内外、贯穿上下，把人体连接成一个有机的整体，以进行正常的生命活动。穴位则是体表与经络、脏腑相连通和气血输注的点。除了分布在 14 条经脉上的经脉穴外，还有经外奇穴，阿是穴和新穴。经外奇穴是指逐渐发现而未列入 14 经脉的穴位，阿是穴是指压痛点或按部位取穴。新穴则是临床实践中逐渐总结出来的有效经验穴。

由于穴位是经脉气血散发、出入的处所，一旦有病，则又成为疾病的反应点。所以，我们可以通过刺激一定的穴位来激发经络的功能，调和气血，平衡阴阳，从而扶正祛邪，治疗相应的疾病，这就是穴位按摩法。穴位按摩疗法易学、易懂、易掌握，是一种安全而舒适的内外兼治疗法，无任何不良反应，一双手即可防治疾病，不需特殊的设备，经济简便，所以很受患者欢迎，高血压患者如能坚持长期进行穴位按摩疗法，则对疾病的痊愈颇有益处。下面就讲一讲高血压的穴位按摩治疗的具体方法。

一、基本穴位的选择

高血压患者的按摩治疗一般以平肝降火、化痰去湿、滋阴补肾、健脾和胃为主。常选用的穴位有肝俞、心俞、肾俞、涌泉、百会、风池、曲池、内关、足三里等。

具体操作如下：

1. 按揉印堂、攒竹、睛明、太阳、百会、头维、安眠、风池、天柱、心俞、肝俞、脾俞、肾俞。

2. 重刺激按揉曲池、足三里、太冲、涌泉。

3. 拿揉内关、外关、三阴交、合谷、阴陵泉、阳陵泉。

4. 再分推前额，推按头部（用一手五指分开边推边按，由前发际推至后发际，反复 20~30 次），推背（由上至下，用两手掌做脊柱两侧俞穴推按）。

5. 再用手掌按摩腹部，重揉气海、中脘两穴。

6. 最后搓双足心各做 50~100 次。

也可配合经络锻炼法进行按摩，方法如下：

1. 患者俯卧位，医生站其旁，用双手掌自肩背部向足根方向做推法 3~5 次，然后再用双手掌揉背、腰及拿下肢后侧 3~5 次，接着按压心俞、肝俞、肾俞、涌泉。

2. 患者仰卧位，医生站于头顶侧，用双手掌自太阳穴至风池穴做推法 3~5 次，然后用一手拇指和中指相对点按太阳穴，另一手拿揉头部两侧 2~3 次；随后按压百会、风池。

3. 体位同上，医生双手揉拿上肢及下肢 2~3 次，提拿腹部 2~3 次，然后按压曲池、内关及足三里。

二、随症加减穴位

高血压患者多表现为头晕、头痛、耳鸣、耳聋、失眠等，但不同的患者其症状表现又各有侧重，因而施治时也应有所变化。

以头痛为主症者，可着重点按头部穴位，如印堂、攒竹、太阳、风池、头维、百会、上星等穴位，同时拿揉合谷。

眩晕明显者，头部按摩手法要轻，肢体手法可适当加重，可按揉百会、上星、印堂、睛明、攒竹、太阳、头维、安眠、风池、听宫、听会等穴。

耳鸣、耳聋严重者，除推拿头部穴位外，还可拿揉合谷、内关、外关、三阴交、阴陵泉、阳陵泉，掐大椎、太冲、神门，推揉肝俞、胆俞、脾俞、肾俞，搓双涌泉，然后上推两耳廓前后处，反复 30~50 次，最后将两食指塞入两耳孔，震动 10 余次后猛力外拔，反复 10~20 次。

穴位按摩疗法对于早、中期高血压患者有一定辅助治疗作用，但对晚期高血压患者效果不佳。对于高血压引起的脑血管意外，在急性期应禁用按摩治疗，而恢复期应用此法治疗效果优于针灸疗法。

第五节　针灸疗法

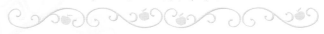

针灸疗法是通过用针刺或艾灸的方法刺激一定的穴位，从而激发经络气血功能，祛除病邪，恢复健康。千百年来，针灸疗法以它的简便性、实效性赢得患者的喜爱，当今西方社会也因折服于它的神奇疗效而逐渐接纳了它。

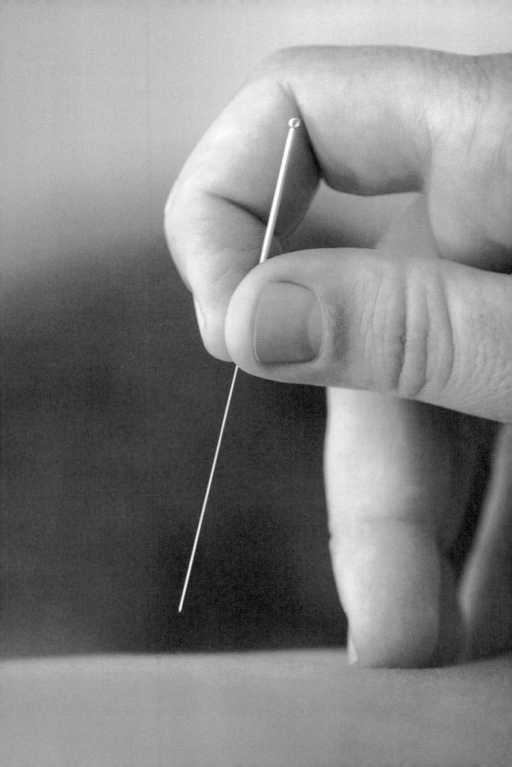

针灸治疗高血压常用的穴位是百会、风池、曲池、三阴交等，阴虚阳亢者可配太冲、阳陵泉、太溪；肝风内动者配太冲、太阳、外关、合谷、足三里、阳陵泉；阴阳两虚配四神聪、神庭、太溪、关元、足三里；痰湿壅盛配丰隆，手法除阴阳两虚型用补法外，其余均用泻法。

针灸疗法对施术人员的专业技能要求比较高，所以最好由专职医生操作，未经学习和训练的，不要随便施术，以免发生意外。针灸治疗高血压的具体操作，在此不作详细介绍。

第六节　气功疗法

气功，古称导引、吐纳、服气等，它不仅是中国古代文化宝库中的一颗明珠，也是中国医药学的一个重要组成部分。几千年来，它为中华民族的繁衍昌盛和中国人民的保健事业做出了巨大贡献，

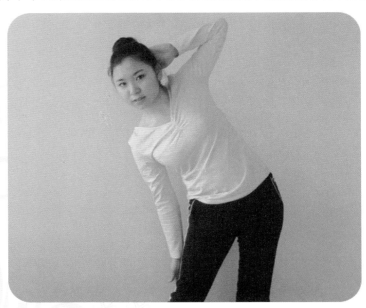

而今，亦随着中医药学的发展而逐渐走向世界，造福于世界人民。

气功疗法和其他天然治疗方法一样，主要目的是防病治病，养生延年。气功既不像有些人吹嘘得那样神奇，也不是有些人贬低得那样一无是处，历代医籍所载以及近代的医疗实践都已证实，它不仅对慢性疾病具有良效，而且还能用于急性病的治疗，即使对包括肿瘤在内一些疑难病症，也在日益显示其重要的医疗价值。

应用气功治疗高血压，就有很好的疗效，不仅降压作用明显，而且疗效巩固。这是由于气功疗法对身体有多方面的调整作用，它通过主动性锻炼来调整维持身体的动态平衡，促使气血调和、阴平阳秘而提高抗病能力，保持血压平稳，同时，还能逐步改变或增强呼吸中枢的节律性兴奋活动，并扩散影响到心血管运动中枢，使其失调的功能得到相应的调整，致使血压下降。

以下向读者介绍一些简便易行的常用功法，选择其一锻炼即可。

一、站桩功

（一）预备式

两脚站立，八字分开，与肩同宽，两腿微微弯屈，臀部似坐非坐，含胸拔背，两手叉腰，两眼轻闭，微露一丝之光，自然呼吸 2~3 分钟。逐渐入静后，自上而下地放松 3 遍。

（二）提抱式

两脚平均用力，膝微屈，重心落在后脚掌，上体正直，臂成半圆，腋悬半虚，肩稍后张，使心胸开阔，全身持虚领挺拔之势；两手指相对，但不接触，置于脐下，掌心朝上，如托抱一球，头竖直或稍后仰，口微闭，舌抵上腭，全身放松，但松不懈，呼吸任其自然。

（三）意念

假设自己在进行温水淋浴，水不断从头顶缓缓流到脚底，用意念注意听冲到脚下、流入地下的水流声潺潺不断。

练功初期，每次以 10 分钟为度，体弱者可酌减，以后可逐步增加练功时间，每日 2~5 次，以不感到疲劳，自觉舒畅、精力充沛为宜。

二、禅密降压功

（一）手足相对提按

1. 姿势：两眼轻轻闭合，两脚开立，与肩同宽，脚尖稍外撇，重心落在脚跟；两臂微屈，腋肋空，肘尖略外撑，两掌在胯前，劳宫穴与涌泉穴上下相对，两掌连续、缓慢、轻柔地上提下按。

2. 意念：先意守气海穴，后转守劳宫穴和涌泉穴，上下相对，体察手、脚心的气感。

3. 呼吸：采用均匀、细缓，至无有宁静的呼吸，慢慢达到"似有似无，深长，至无"的"胎息"境地。

（二）疏通任、冲二脉

1. 姿势：接上势。两掌下按，两臂下落后，再由体侧平举至头上，直臂上托，掌心朝上。掌心转朝里，经面、胸、腹部的正中线，沿任脉下落，于会阴前两手左右分开；再经腿前，分落至同侧脚上，手足相对，两腿随之屈膝下蹲。两臂再上举，两掌上托后，依前法下落，但经面部落至胸前时，左右分开，沿冲脉下落至胯前，再落于两脚之上，手足心相对。

2. 意念：由体侧举臂至头，意念两臂由水中擎出，水顺臂而下；直臂上托时，意想天降细雨；双掌沿任脉或冲脉下落时意念细雨淋浴全身；两掌分置于两脚之上后意念雨沿身注入脚下深井之中。

3. 呼吸：吸气时，举臂两掌上托；呼气时，两掌沿任脉或冲脉下落直至分置于两脚之上。

（三）疏通督、带二脉

1. 姿势：疏通督脉的动作同疏通任脉，两掌沿身体正中线下落。疏通带脉时，双掌沿身体正中线下落，至脐部时，左右分开，掌心朝上，沿带脉向身后划弧，指端相接；绕回 1~2 次，再两掌于胯前沿腿前落至脚上，手足心相对。

2. 意念：疏通督脉时，意念细雨通透脊髓，再注入地下井内；疏通带脉时，意念两掌在水中划动似有阻力和温热感。

3. 呼吸：疏通督脉与疏通任脉的呼吸相同，疏通带脉时，因导引动作增多，故呼气时间延长。

（四）脊柱摆、蛹、扭动

1. 姿势

（1）脊柱摆动：同手足相对提按式，当两臂由体侧平举至头上方时，脊柱由下向上左右摆动。

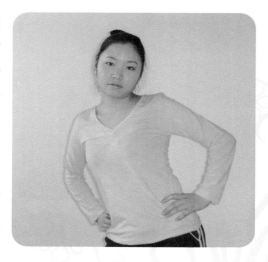

（2）脊柱蛹动：同疏通任脉式，当两掌由面、胸、腹下落时，颈椎、胸椎、腰椎由上至下或波浪式蛹动。

（3）脊柱扭动：同疏通带脉式，当两掌向身后划弧式，腰肢向左右扭动然后两掌回收，手足相对。

2.意念：当脊柱摆动或蛹动时，似觉站在水中，躯干和四肢受到水的冲撞、击荡，并进一步加强两掌在水中划动的感觉。

3. 呼吸：与疏通任、督、带脉的呼吸方法相同。但由于动作增多，呼与吸的时间相应增加。动作完成后，两掌置于脚上稍作等候，待呼吸恢复正常后再练。

脊柱摆、蛹、扭的动作，每动操练 5~10 遍，每日运动 3~5 次。

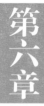

第六章 高血压患者的饮食起居

　　高血压是一种长期、慢性疾病，不少患者从年轻时就患高血压，而至终生。在高血压发生的这么长的时间里，对它采取的措施，无非可分为两大类：一类是治病，对高血压所采取的各种措施，在前面的章节中已有所介绍；另一类就是调养，调养并不是某一个阶段才采取的一些对策，而是要将调养这个概念自始至终地贯彻到患者的饮食起居中去。换句话说，调养只有在患者每天的饮食起居中才能得以体现。中医有一句名言："三分治，七分养"，这对高血压患者的康复，是非常有指导意义的。

高血压是一种长期、慢性疾病，不少患者从年轻时就患高血压，而至终生。在高血压发生的这么长的时间里，对它采取的措施，无非可分为两大类：一类是治病，对高血压所采取的各种措施，在前面的章节中已有所介绍；另一类就是调养，调养并不是某一个阶段才采取的一些对策，而是要将调养这个概念自始至终地贯彻到患者的饮食起居中去。换句话说，调养只有在患者每天的饮食起居中才能得以体现。中医有一句名言：“三分治，七分养”，这对高血压患者的康复，是非常有指导意义的。

高血压的轻重程度差别很大，但不论是轻症或是重症，都应注意自己的饮食起居，并积极配合治疗。很多时候注意饮食甚至比打针吃药更能控制病情的发展。不过，高血压患者的饮食起居中也有许多学问，如何正确处理日常生活中的调养细节，正是本章要向读者介绍的重点。

第一节　正确测量高血压

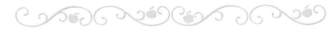

不少高血压、心脏病患者的家里购置了血压计，进行家庭监护，这无疑是一件好事。但是，常常是患者自测的血压数值与医务人员所测的不一致有时，还相差很远，这是为什么呢？我们知道，人体的血压不是一成不变的，即使是正常人的血压一天也是在 30 毫米汞柱之内波动，何况是高血压患者呢？

在夏天的时候因为比较热，对高血压的患者，因为外周血管阻力下降了，血压就会有所下降。在冬天的时候，比较寒冷，我们知道外周血管收缩，外周的阻力增高，血压也就增高了，夏季的时候高血压的患者血压会有所下降。冬季高血压的患者血压就会增高。所以我们在测量血压时，一定要掌握正确的方法：

1. 选择合适的血压计：一般最常用的是水银柱式血压计，气压表式血压计和电子血压计亦常用。血压计的袖带宽度应能覆盖上臂长度的 2/3，同时袖带长度需达上臂周径的 2/3。如果袖带太窄则测得的血压值偏高，袖带太长则测得的血压值偏低。

2. 选择合适的测压环境：患者应在安静、温度适宜的环境里休息 5~10 分钟，衣袖与手臂间不应过分束缚，避免在应激状态下如膀胱充盈或吸烟、受寒、喝咖啡后测压。

3. 选择正确的测压步骤：患者取坐位，被测的上臂应裸露，手掌向上平伸，肘部位于心脏水平，上肢胳膊与身躯呈 45°角，袖带下缘与肘前间隙间距为 2~3 厘米，充气至挠动脉搏动消失后再加 30 毫米汞柱，此时为最大充气水平。如果加压过高会得到收缩压过高的结果。如果充气到达 300 毫米汞柱水平时，即会导致"气囊充气性高血压"。然后逐渐放气，速度为每/2 毫米汞柱/秒，第一听诊音为收缩压，搏动音消失时为舒张压（旧制单位血压读数应精确到 2 毫米汞柱）。充气压迫的时间不宜过长，否则易造成血压升高的假象。

4. 每天早中晚各选一个时间，测量一次，做记录（2 次也可以，但要过 5 分钟左右）用 2 周左右的时间，都在同一时间测量，保证相同的时间、相同的体位、相同的情绪。然后计算平均值。找出你的血压在一天里高点和低点的时间及波动范围。也可以做个血压曲线图，就是每 2 小时量一次，把时间与数值画在坐标图上。掌握了病症的规律，在血压高峰前 30 分钟用降压药就可规范的治疗。

5. 婴幼儿的血压测量：血压有动脉血压和静脉血压两种。通常测量的血压是动脉血压，动脉血压的高低主要决定于心搏出量

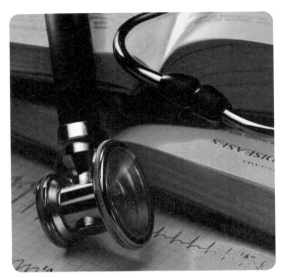

和外周血管阻力。小儿年龄越小血压越低，并随年龄增长而逐渐升高。一般 4 岁以上小儿血压可采用下列公式推算：收缩期血压=［（年龄 ×2）+80］× 0. 133 千帕，此数的 2/3 为舒张期血压。若收缩压高于此标准 2. 67 千帕（20 毫米汞柱）为高血压，低于此标准 2. 67 千帕（20 毫米汞柱）为低血压。新生儿收缩压<6. 67 千帕（50 毫米汞柱）应视为不正常；一般收缩压低于 10. 0~10. 7 千帕（75~80 毫米汞柱）为低血压。

6. 测量血压时还要注意：

（1）必须选择宽度合适的袖带，为上臂的 1/2~2/3。袖带过宽测出血压偏低，过窄则偏高。

（2）需卷起衣袖，露出手臂，取坐位时将手臂放在桌上，取卧位时将手臂放在床边，使上臂与心脏持平，以免影响测量结果。

（3）检查血压应在安静时进行，因为很多因素都可以引起血压改变，如运动、情绪激动、饱餐、发热等，都会引起血压暂时升高。

第二节　高血压的饮食调理

一、饮食调理的基本原则

在高血压的防治及调养中，合理调配饮食是重要措施之一。高血压饮食调理的基本原则是适量限制热量和食盐、减低脂肪和胆固醇的代谢，给予含镁盐的维生素 C 丰富的食物、减轻体重、提高利尿，调节血管张力、保护心脏。

（一）限制总热量

由于脂肪产热量最高，如果过多摄取脂肪的话就会导致人体的热量增加，从而会引发高脂血症、糖尿病等疾病，所以要适当摄入脂肪，控制其不超过饮食总热量的 30%。增加蛋白质摄入，减少糖的摄入量。这些原因则对于大众不易理解，在日常生活中也难以实践，可以简单理解为吃饭七八成饱、饮食多样化、不偏食。避免下列高脂肪、高胆固醇食物，如肥肉、动物内脏、黄油等，以及香肠和排骨等。有研究发现，体重每增加 12.5 千克，收缩压可上升 10 毫米汞柱，舒张压可上升 7 毫米汞柱。说明体重增加，对高血压不利。

（二）适量供应蛋白质

蛋白质是生命的物质基础，也是维护心肌的正常机能所必需的营养物质，它在人体内的生理功能不能用糖类和脂肪替代，长期严格限制蛋白质对身体和对调节心血管功能的内分泌腺都有不良影响。

高血压患者应选择优质蛋白质，以维持体内分泌腺的正常功能。每天饮食中优质蛋白含量以每公斤体重1克为宜。其中植物蛋白可占50%，动物蛋白则可选用鱼、鸡、牛肉、鸡蛋白、牛奶、猪瘦肉等。若并发肾功能不全，血中非蛋白质增多，须适当限制蛋白质，以减轻肾脏负担。

（三）减少脂肪供应量

每日脂肪的供给量为40~50克为宜。脂肪过多，可使体重增加，加重心脏负担，影响心脏的收缩能力，对高血压患者不利。含植物纤维较多的食物，如淀粉、糙米、面粉、玉米、小米等能促进肠道蠕动，加速胆固醇的排除，有利高血压的调养。

1. 多吃蔬菜鲜果。

2. 减少食盐的摄入量：高血压患者饮食中食盐摄入量。

3. 多选用含镁高的食物：含镁盐高的食物，如小米、高粱、荞麦、白薯干、苋菜、芹菜、豆类及豆类制成品，每日供给镁盐含量应超过300毫克以上。

4. 高血压Ⅱ期、Ⅲ期，伴有心脏功能不全及动脉硬化时，饮食中应采用含钾多的食物：如龙须菜、豌豆苗、马铃薯、芋头、莴笋、芹菜、丝瓜、茄子等。因为钾盐能促进胆固醇排除，增加血管弹性、利尿及改善心肌收缩能力。

5. 忌用兴奋神经系统的食物：如酒、浓茶、咖啡及强烈调味品、肉汤、鸡汤等。

6. 食物烹饪，可采用煎、炒、炖、烩等方法：为了除去含氮浸出物，肉、鸡等食物须先烹煮去除原汤后，再用煎、炒的方法烹制。饮食餐次，每日4~5次为宜，避免过饱。

二、高血压食谱举例

1. 食谱一

早餐：淡牛奶一杯、麻酱甜花卷 50~100 克、大米粥一碗、酸甜泡菜一碗。

午餐：瘦肉豆腐干炒油菜一盘、西红柿冬瓜汤一碗、米饭 100~200 克。

下午加餐：水果适量。

晚餐：瘦肉小白菜馅包子 100~200 克、绿豆粥一碗。

2. 食谱二

早餐：大米粥一碗、馒头 100 克、花生酱 20 克。

午餐：菜肉馄饨一碗、香蕉 2 个。

下午加餐：黑木耳羹一碗。

晚餐：米饭 150 克、柿椒炒鱼片一盘、紫菜汤一碗、水果 250 克。

第三节　高血压患者的心理调节

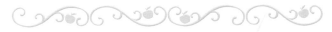

一、情绪与高血压

情绪是人类对外界刺激所产生的适应性反应，情绪好坏直接影响到人的生命活动。在影响高血压情的诸多因素中，情绪是至关重要的。

高血压患者平时容易激动、急躁易怒，做事有紧迫感，往往由此而引起病情加重，因此高血压患者进行自我情绪调整，是十分重要的。

（一）克制感情

要做到这一点很不容易，这需要较高的修养和坦荡的胸怀，方可如愿以偿。克制情感的方式有以下三种：

1. 释放调整：一个人心中如有不愉快的事情，要开诚布公地说出来，一旦误解消除，怨气、怒气和愁云便会不消自灭。生闷气最伤身体，有的甚至会诱发心脏病而死亡。所以，高血压患者在遇到不愉快时，要把眼光放得远一些，相信今日已比昨日好，明日更比今日强。

2. 转移：当高血压患者怒气上涌时，有意识地转移话题或做点别的事情，来分散注意力，便可使情绪得到缓解。在余怒未消时，还可以用看电视、听音乐、做手工、打球、散步等有意义的活动，使紧张的情绪松弛下来，或者好好地睡上一觉，使大脑皮质的兴奋状态得到抑制，从而使激动的情感安静下来。

3. 升华：将突变的情绪转变成具有社会文化价值的行动，以此来克制、消除紧张的情绪，叫作升华。这是一种较高水平的克制情感的方法。西汉大史学家司马迁，因为李陵辩解而投入天牢，被施以宫刑。受此奇耻大辱之后，他真想血溅墙头，了却残生。但最终把个人的愤怒转化为一种动力，于是发愤写作，18年之后，完成了52万字的史学巨著《史记》。

（二）精神紧张的松弛方法

1. 听音乐：在精神疲惫时听听音乐，是一种常用的休息方式。音乐对松弛精神紧张是个良好的方法。

2. 手工操作：做点感兴趣的手工操作，可以使大脑有个休息的机会，如做木工制品、编织、陶器、雕刻等。

3. 烹饪：烹饪除了可以烹调出美味的菜肴，受到家人、朋友们的赞誉之外，还可以使脑力得到休息，紧张的精神自然可以得到松弛。

4. 书法：松弛紧张精神的方法之一是把自己从原来脑力活动的集中点转移或分散开，书法就是这样的一种活动。曾有位书法家说过："心中狂怒之时写字，可以使头脑冷静下来；心中抑郁时写字，可以使人忘却忧郁。"

5. 种花：种植花草，寄情于红花绿叶之间，不但可以美化环境，而且还可以使人精神舒畅。花草是属于大自然的产物，比人为的东西更能给人直觉上的安宁。

6. 到静处去：城市里的人，长期生活在人潮之中，如果能找到一个人烟稀少幽静之地，那是足够舒畅心神的了。

二、笑口常开延年益寿

笑是人类交流感情的重要手段，又是一种内涵极为丰富和复杂的心理和生理相结合的行为。笑口常开有益于人体健康，因为笑体现着一种欢乐的积极情绪。

一位外国医生说得好："一个丑角进城，胜于十打医生。"现代医学研究认为，高血压、动脉硬化、老年痴呆症、冠心病、脑溢血、癌症等多种疾病，都与精神因素有重要关系，而笑口常开有益于病情的恢复，缓解症状的发展。

高血压要保持笑口常开，必须做到以下几点：

1. 保持乐观开朗。

2. 要有事业心，醉心于工作。

3. 要建立友谊和多方面的兴趣保持强烈的兴趣，就越能热爱生活，朝气蓬勃，从而战胜烦闷、焦虑不安和抑郁等消极情绪。

4. 要注意锻炼身体，讲究卫生。

5. 注意不要过度兴奋高兴。

第四节　高血压患者的睡眠

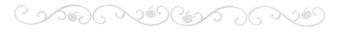

一、高血压患者要确保睡眠质量

睡眠是生命所必需的生理现象，是身体健康所不可缺少的。高血压患者由于大脑皮层生理功能紊乱，往往睡眠品质不佳。睡眠不好，反过来又影响到患者的情绪及精神状态，结果进一步加重失眠，因此，高血压患者掌握正确的睡眠方法，保持足够的睡眠时间十分重要。

二、提高睡眠质量的方法

为了达到提高睡眠质量这一目的，患者在睡眠时要注意以下几点：

1. 晚餐应吃清淡易消化的食物，进食切勿过多、过饱，避免过量饮酒，以免引起腹部饱胀不适，影响睡眠。

2. 睡眠前不要看书时间过长，更不要看情节紧张或使人激动、兴奋的读物、电视和电影。

3. 临睡前用温水洗脚有助于安眠。

4. 午睡时间不宜过长，一般睡半小时至一小时对身体是有益的。午睡时间过长会影响夜间睡眠。

5. 每日睡眠时间因人而异，以醒后疲劳感消失、周身舒适、精力充沛、头脑清醒、能很好地工作和学习为准。

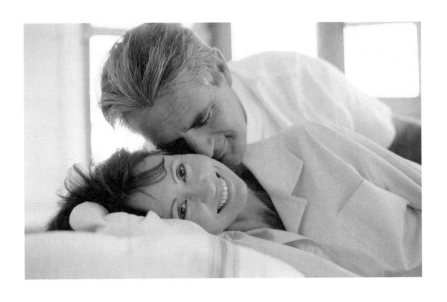

三、提高睡眠质量应该注意的问题

高血压除了遵循以上几条睡眠规律外，还应尽量做到下面几点，因为这将有助于提高睡眠品质，促进病情的早日康复：

1. 不可仰卧：仰卧时肌肉不易放松，手易搭在胸部，将影响呼吸及心跳，而且常做恶梦。

2. 不可忧虑：如果睡觉以后思虑白天或过去的杂事，甚至忧愁焦虑，不但会导致失眠，而且会使身体感到更加疲劳。

3. 不可恼怒：情绪变化会影响睡眠，故睡眠前不能生气或发怒，并应避免任何情绪的激动。

4. 不可进食：临睡前进食容易增加胃肠负担，既影响入睡，又有碍健康。如睡前感到饥饿，应于进食后稍休息一段时间再睡。

5. 不宜说话太多：睡觉前说话过多会使精神兴奋，思维活跃，进而影响入睡，导致失眠。

6. 不可对灯：睡卧时面对灯光，可使心神不安，不易入睡。

7. 不可张口：鼻腔内有鼻毛，有鼻黏膜有丰富的血管，能分泌黏液，所以鼻腔对吸入的空气有过滤、加温及湿化作用。睡眠时若张口呼吸，可使未经过鼻腔滤过、加温及湿化的干燥空气直接吸入肺内，易发生肺部疾病，并使口腔干燥不舒适。

8. 不可掩面：睡眠时以被覆面，会影响氧气的吸入，对身体健康极为不利。

四、有利于高血压患者健康的睡眠姿势

睡眠的姿势是确保睡眠品质的重要因素之一，高血压患者睡眠应选择一个适宜的姿势。睡眠的姿势分 3 种，即仰卧、俯卧和侧卧。如果不用枕头或枕头过低，则流入头部的血液就增多，这对高血压患者是不利的。

五、高血压患者失眠怎么办

如果高血压患者长期睡眠不好，就有可能发展为失眠，如上床后很久不能入睡，睡得很浅，易醒，或易于入睡，但很早就醒，不易再睡等。高血压患者如伴有失眠也不必紧张。首先要有治愈的信心，并要找出引起失眠的原因，并加以消除。睡眠前洗个热水澡，喝杯热牛奶，有助于防止失眠。失眠对高血压患者的影响较大，如果一夜睡眠不好，次日血压一定会升高，所以高血压患者要确保睡眠，必要时可加服镇静及安眠药，以使血压维持在正常范围内，这是十分重要的。

第五节　高血压患者的适宜环境

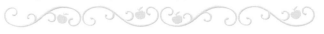

　　环境因素对高血压也有重要的影响。有些环境因素对高血压的治疗和康复有利，而有些环境因素则可加重高血压的病情。所以，高血压患者应选择适宜自己调养康复的环境，促进疾病的早日康复。目前认为影响高血压的环境因素主要有以下几种：

一、水质的软和硬

　　饮用硬水的地区，高血压及冠心病的发病率和死亡率比水质软的地区要低的多，因为硬水中含钙和镁等元素较多，这些元素有助于血压的降低。

二、微量元素的多和少

　　微量元素虽然在人体内含量极微，但它们的作用却不能忽视，其中尤其与心血管疾病的关系更为密切。

　　1. 镉：是一种有害的微量元素，人每日吸收量约 50 微克，如超过这个数量将发生各种病症。体内含镉量增多，含锌量不足，镉与锌比值失衡，是发生高血压的重要原因。

　　2. 铬：人体内含铬量约有 6 毫克。一般情况下，每天可吸收 50~80 微克。由于铬能减少人体内胆固醇的合成和贮积，从而预防或减少高血压、动脉硬化和冠心病的发生机会。

　　3. 铜：人体内含铜 80~100 毫克，而每天需铜为 20~30 毫克。如果体内缺铜，就会干扰胆固醇的代谢，促进高血压及冠心病的发生。

人体若长期缺铜，就会造成动脉硬化，导致冠心病的发生。近年来研究还发现，铜元素在抗衰老、保护皮肤以及头发、防治流行性感冒和癌症等方面具有一定的作用。

4. 氟：人每天需要量是 0.5 毫克。氟对心血管有保护作用。在含氟量高的饮用水区域里，患高血压及动脉硬化的患者较少。但每天摄入量超过 1.5 克，便有毒性作用。

5. 铅：这也是一种有害元素，在水质中含铅量较高的地区，高血压和心血管疾病的发病率较高。

总之，高血压患者日常生活中尽量少接触有害的微量元素。另外在食品加工中，精制品精制程度越高，有用的微量元素流失越多，而有害的微量化学元素进入人体则相对增加。所以在精制与粗制的食品中各种微量化学元素的含量是不同的。因此，在防治和调养高血压的过程中，多食粗制食品还是有益处的。

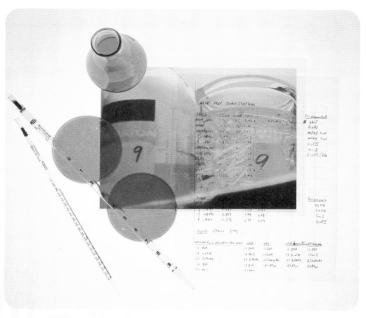

三、噪声的高和低

所谓噪声，就是使人觉得烦躁的声音。它的强度可用声级来表示，单位是分贝。人对噪音的感觉大致是这样的：0~20分贝感到很静；20~40分贝感觉安静；40~60分贝感觉一般；60~80分贝感到吵闹；80~100分贝觉得很吵闹；100~120分贝令人难受；120~140分贝使人感到痛苦不安。通常90分贝以上的强烈噪声，就可使心跳加快、血管收缩、血压升高，甚至还会导致心律不整。所以，高血压患者尽量不要去噪声高的地方。

四、天气的冷和热

高血压与心血管疾病的发作与天气冷热也有明显的关系，例如寒血凝时间缩短，从而有发生血栓栓塞的可能。因此，有高血压及冠心病的患者，在冬季注意保暖是很重要的。

五、居室环境的净与浊

高血压患者在自己的房前屋后种植一些树木花草，可使人感到充满生机，给人增添生活乐趣。绿色植物是制造氧气的工厂，在其叶子进行的光合作用过程中，可以吸收二氧化碳，放出氧气。氧对人体来说，片刻也不可缺少，尤其是大脑皮层的神经细胞，对缺氧极为敏感，如果停止呼吸几分钟，神经细胞就会受到损伤，甚至死亡。人长期处在缺氧环境里，就会记忆力减退、思维迟钝、影响寿命，高血压患者大脑皮层神经细胞功能不稳定，所以充足的氧气对高血压患者尤为重要。

树木及绿色植物还可以净化空气，对空气中的有毒气体、尘埃有过滤和吸附作用，还可以杀灭细菌。凡是环境绿化好的地方，空气中的细菌数量就少，可以减少疾病的发生，此外，居室四周的树木、草坪还有隔音、吸音的作用，可以减少噪音的污染。患有高血压及心脏病的人，居室内摆放花草时要慎重选择，要注意丁香、夜来香的异味会使人感到不适，而松柏类植物会影响人的食欲。有的花卉还可使某些人发生过敏反应等。

第六节　高血压患者的性生活

性生活问题是困扰许多高血压患者的一个问题，能不能过性生活？如何过性生活？性生活应注意些什么问题？这些都让高血压患者朋友们困惑，这些问题的解决，对于高血压的治疗与康复至为重要，切不可等闲视之。

一、由"马上风"谈起

喜欢读书的朋友在古书中常常会见到"骑马风""下马风""马上风"等词句，意思是指：在同房时或同房后突然死亡。为什么会在性生活中突然死亡呢？从临床数据和研究结果中可以发现，性生活时，由于神经处于高度兴奋状况，全身交感神经也产生极度兴奋，导致肾上腺素分泌增加。这种人体自身分泌的激素可以使小血管收缩，血压显著升高（收缩压可在原有基础上升高30~60毫米汞柱，舒张压上升20~30毫米汞柱），而且心率加快，可达到140~180次/分，呼吸频率可上升到每分钟40次以上，与此同时，心肌耗氧量增加，使心脏的负担加重；在这种情况下，如果原本就有高血压或心脏病，那么，在性生活中的这些生理变化就有些不堪负荷了。一旦血压升高到足以引起大脑血管破裂或引起心脏的节律发生紊乱的程度，发生"马上风"也就不足为怪了。

说到"马上风"可能令很多朋友害怕了。其实，并不是说所有高血压患者都应一律禁止性生活。正确的做法是应根据病情的轻重、年龄、体质等具体情况，合理地安排性生活。您也许不知道，正确而合理的性生活，不仅不会引起"马上风"，反而会有益于健康。

二、适宜的性生活有益于健康

我们已经知道，在性生活中，身体会产生肾上腺素，它可以使血压升高，这一点是对高血压患者的一个不利因素；可是，凡事有不利的一面，就会有好的一面。现代研究发现，美满的婚姻、和谐的性生活，可以给双方带来莫大的幸福与欢乐，使生活更加美满而有意义。

对于患有高血压的中老年朋友，通过两性之间的爱抚，有助于消除孤独感、自卑感，树立起生活的信心，所以我们说适宜的性生活有助于高血压的康复；在这其中，关键的问题在于"适宜"这个原则。

适宜的原则比较难以把握。考虑到高血压患者多数为中老年朋友，为安全起见，应当把性生活控制在生理需要的最低限度。一般来说，平均每月不能超过 1 次；根据中医理论"春生、夏长、秋收、冬藏"的观念，春夏可以稍多，秋季必须减少，冬季则应禁止性生活。如果有以下情况，则应严禁性生活：

1. 高血压正处于发作期，这时血压显著高于正常，且处于不稳定状态，应在血压被控制稳定之后，才可以考虑性生活。

2. 高血压伴有急性心肌梗死的情况，由于性生活能加重心脏负担，所以在心肌梗死的急性期和恢复期（一般为 3 个月）都应严格禁止。

3. 高血压伴长期肺功能下降（肺气肿）者，这类患者非常容易出现缺氧、心悸、呼吸困难，所以应严格控制性生活。如果已发生肺内感染，出现发热、咳喘、咳黄色痰液时，就应禁止性生活，以免引起心力衰竭，发生猝然死亡。

值得注意的是，不论是何种高血压患者，即使是正常人，也都不要在饮酒后或饱食后过性生活，以免加重心脏负担。中医经典《黄帝内经》中，多次指出："饱醉入房"是养生长寿的大忌，对于高血压患者，尤其应当避免。

除了注意适度原则之外，在性生活过程中还应注意一些问题，例如：男性高血压患者可以采取卧位，女性则应避免压迫心脏部位，而同房前最好准备一些润滑剂等。在前面的章节中，我们已经谈到了，有些降压西药有降低性功能的不良反应，应加以注意。如果已出现性功能衰退或阳痿，则应服用一些既可以降压又可以提高性功能的中药，并停止使用可以降低性功能的降压药，改用其他降压药。

三、节欲保精以养天年

中医学认为，人的寿命是与肾气的盛衰密切相关的，如果肾气充沛，就可以健康长寿，如果肾气受到损伤而亏耗，寿命就会缩短，而性生活太过是耗伤肾气的主要原因。任何人对性生活都应有所节制，不能放纵，更不用说高血压患者了，所以我们一再强调要适度。历代帝王多不长寿，与他们纵情于声色之中有很大关系。清代的乾隆皇帝活到 89 岁，据说与御医教他的"远房室、习武备"有关。有一些高血压患者可能是由于先天肾气较为充沛的缘故，虽已年岁较大，但对性生活的要求仍不亚于青年人；这部分患者尤应注意节欲保精，不能过度；否则，对于血压本已很高的身体来说，就如同"灯将熄灭，又去其油"。

综上所说，特以《冷庐医话》中的一句话告诫读者："延寿之术：则绝欲戒思虑二者并重，而绝欲尤为重要。"

性生活是人类的基本活动之一，谁不愿意在这个乐园中领略人生的乐趣呢？笔者认为，大多数高血压患都如此盼望着。希望本节内容能对高血压患者有所帮助，解决一些羞于启齿的问题。但是，需要再次提醒读者的是，在遇到自己无法解决的问题时，应和医师密切配合，共同解决，只有这样，才能再次尝到性生活的甘甜和美妙。

第七节　戒除不良的生活习惯

生活习惯是人在长期生活中逐渐形成的，如吸烟、饮酒、散步等等。有些生活习惯有益于身体健康，而有些不但不能益于身体，反而有损于健康，高血压患者应该戒除那些不利于病情恢复的生活习惯。

一、吸烟

吸烟对高血压患者的危害性很大。希望有吸烟习惯的高血压患者，最好戒烟。如果暂时不能戒烟，那么就应逐渐减少吸烟的量。戒烟的方法很多，常用的有戒烟糖、戒烟茶等。其他方法如服用中药（地龙、鱼腥草各12克、远志15克，加水500毫升，煎汁50毫升，空腹1次服）。亦可用单宁酸5克、甘油15克、清水 200 毫升来漱口，另还有针刺穴位等。不过，最主要的还是认识吸烟的危害，只要高血压患者下决心去戒烟，就一定会戒除这个不良习惯的。

二、饮酒

长期饮酒可使心跳加快，加重心脏负担，增加心肌耗氧量，使冠心病患者的心肌进一步缺氧，容易引起心绞痛发作和发生心肌梗死，或者引起心律紊乱，使功能较差的心脏发生心脏衰竭。大量饮酒的高血压患者血压波动比较大，容易发生脑血管意外，长期过度饮酒能使心肌中的脂肪组织增加，心脏功能减弱，心脏扩大。

三、看电视久坐不动

高血压患者看电视时应注意：

1. 看电视时间长了，可引起刺眼、流泪、头昏、疲倦等症状。因此，在看电视过程中要安排短暂的休息。

2. 看电视时房间内不宜太暗，晚上看电视可以开一盏柔和的小灯。坐的位置不要正对屏幕，而应稍斜一些。要经常站起来走动走动，让全身的血液循环保持通畅。

4. 收看比赛或剧情紧张的节目时，患有高血压或严重冠状动脉硬化性心脏病的患者，要尽量做到心中有数，控制自己的情绪。在剧情紧张的时刻，应离开电视机到室外散散步，分散一下注意力，以免过于激动而诱发血压增高、心绞痛发作或血压骤增发生脑血管意外等。

四、饭后睡觉

饭后大量的血液都集中在消化系统帮助消化。高血压患者由于脑动脉硬化，血液供应本来就不够充分，如饭后马上睡觉，则脑部血液量相对减少，容易造成脑血管损伤。但是，近年来也有人不赞成"饭后百步走"，他们的观点是：走动太多加快了肠胃的蠕动，使食物在未得到充分的消化之前过早地推进小肠，使营养素不能得到更好的吸收。总之，饭后既不能马上睡觉，也不能走动太多，在睡椅上躺一躺以后再睡或再做别的事会更有利于健康。日本有人主张饭后平卧半小时，也可以一试。

五、大便用力

高血压患者最好能坐着排便，千万不能憋气用力。据测定，用力憋气排便时，脑动脉压力可增加 20 毫米汞柱以上。血压突然升高，很可能导致脑溢血，也可以诱发心绞痛、心肌梗死与严重的心律失常。高血压患者要做到大便时不用力，首先要保证大便不干燥秘结，所以平时要注意多吃蔬菜、水果及其他一些含纤维素高的食物。注意适当的运动以增强肠道蠕动功能。有些患者排便实在有困难时，可采用一些润滑剂或请医生帮助，以免憋气用力。

同时建议患者养成定时排便习惯。每天在睡前服用蜂蜜或蜂蜜冲麻油，保持肠道的通畅；多吃含粗纤维的食物和新鲜蔬菜、水果；在身体条件允许的情况下，进行力所能及的体育锻炼，可促进肠蠕动，站起时应缓慢，切忌不要突然起身，容易导致血液突发回流，引发脑出血。

六、高血压患者六忌

(一) 忌长期、大量吃胆固醇含量高的食物

胆固醇过多会积聚在血管壁上，导致血管硬化和变窄，如果胆固醇在血管壁上积得太多，阻塞了血管，人体器官便会因为无法从血液中吸取足够的氧气和营养而坏死。常见的因胆固醇过多导致的病例有中风和冠状动脉栓塞，这两种病分别是由于脑部和心脏得不到足够的血液供应所引致。

长期摄入高胆固醇食物，可引起血脂升高，血脂升高则导致动脉弹性减低，引起舒张压升高。

(二) 忌受寒

天气寒冷时，人体肌肉受到冷空气的刺激，一般情况下会紧缩，对血管的压力会增大，二是冬天空气干燥，人又补水较少，血液黏稠，所以，冬天一般血压稍高一点。受寒能使人的交感神经兴奋性增高，心跳加快，血管收缩紧张，血压升高，高血压患者发生脑溢血也与受寒密切相关。冬天高血压患者如把双手放入冰水中，血压会立即增高，因此，高血压患者切忌受寒，以免病情加重。

(三) 忌服用消炎痛

这是因为人体的前列腺素具有舒张周围血管及冠状动脉的作用，而消炎痛能抑制前列腺素的合成，使体内的前列腺素低于正常水平，因而使血管收缩，外周阻力增高，血压也会随之上升。前列腺素中有一类具有增加肾血流量、促进体内水钠排出的作用。消炎痛能抑制前列腺素的合成，降低肾血流量及水钠的排泄，也可引起血压升高。所以，高血压患者忌服消炎痛。

（四）忌体位突然改变

高血压患者的心脏储备功能较差，脑血管对脑血流量的调节功能减退，当体位突然改变时（如久蹲突然站起），就会产生脑血流量不足而发生昏厥，导致摔倒等意外。

（五）忌突然停药

高血压患者不要总想着停药，这是一大误区。偶尔一两次的血压降低或者升高都不能代表您的正常水平。一般我们不主张停药，但可适当调整剂量。出于经济原因考虑，可以将进口药换成同类国产药，但是不要随便换另一类药物。另外，吃长效药效果好过短效药，一天吃3次的短效药最好不要吃。长期依赖降压药物控制高血压的患者，一旦突然停药，往往会出现反跳性血压回升，甚至引起脑血管意外。

（六）忌睡前服降压药

人入睡后，心跳会减慢，血流会减速，体温会变低，代谢会减弱，血压也会随之而略有所降低。许多高血压患者，每当发病时，躺下休息一会儿就自觉舒服多了。如果不了解人体昼夜的生理变化，而在睡前仍像早晨那样服降压药，就会使以上的生理变化更为突出，甚至因血流过慢而使冠状动脉供血不足而出现心绞痛或心肌梗死，也可能因各种原因而形成脑血栓等。因此，高血压患者在入睡前忌服降压药。

第八节　对高血压康复有利的生活习惯

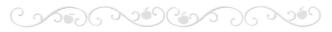

一、生活要有规律

生活有规律，按时作息，非常重要。据生物时钟学家发现，每一种生物，从微小的单细胞草履虫以至于人，都是由一种复杂的天生的生理节奏所控制的，就像是有一个时钟那样在调节着身体，可使每种生物都保持其独特的节奏。如果经常改变生物的生理节奏，即经常挪动生物时钟的"时针"，对健康有害无益。

高血压患者更应该注意生活规律，按时作息，建立一种适合自己身体情况的生活制度。一般说来有以下几点：

（一）定时作息

生活应规律化，按时起床、进食、活动、学习及就寝，要按照"生物时钟"的节律作息和活动，这样有利于健康及预防高血压并发症的发生。建议在高血压患者要结合病情适当安排休息和活动，每天要保持 8 小时睡眠与适当的午休，并轻松愉快地与家人在林荫道、小河边、公园散步，这对绝大多数高血压患者都是适宜的。当然适当地做广播体操，打太极拳，对保持体力，促进血压恢复也十分有好处。轻、中度高血压患者骑自行车、游泳也未尝不可。注意保持大小便通畅，养成定时排便的习惯，老年人及重度高血压患者，最好在医生指导下安排活动，切不可逞强斗胜，贪一时快活而造成终身遗憾。对于一些能引导起高血压的疾病，应该尽早到医院治疗。

（二）适应自然规律

人类生活在自然中，与自然界的变化息息相关。人们在日常生活中必须适应这些变化，如衣着方面，应根据不同季节，及时增减衣服。住房内应阳光充足，防潮防湿，空气流通，若环境许可，宜在住房周围种些花草树木。

（三）注意清洁卫生

良好的卫生习惯是增进身体健康的重要因素，中国有句古话说得好：黎明即起，洒扫庭院，勤于沐浴。

（四）节制性欲

和谐的性生活能使人感到心情愉快，精神饱满；放纵的性生活则易造成疲乏无力，精神萎靡不振，久而久之还可引起早衰和短寿。

一般来说，轻度高血压患者性交时血压虽有所升高，但性生活后很快就恢复到先前水平，因此引起心、脑、肾等急症的可能性小，还可以与正常人一样过性生活。重度高血压患者，一般血压比较稳定，并伴有轻度心、脑、肾并发症，必须在药物保护下有节制地过性生活。重度高血压患者，有明显的头痛、胸闷、心前区不适、肾功能减退等并发症，性生活时可能诱发心、脑血管意外。所以应暂停性生活，经过药物治疗之后，再咨询医师是否可以恢复性生活。

此外，中度以上的高血压患者，在血压不稳定或有上升趋势时，不宜进行房事。高血压合并有冠心病或脑血管疾病者，最好在性生活前30分钟服一次血管扩张药，最好用钙拮抗药，以免在性交激动时导致血压升高而发生意外。

二、注意穿戴的适当

高血压病与动脉粥样硬化症常常伴随发生，而且动脉粥样硬化几乎涉及全身，其病理变化反应也是全身性的。以大腿股动脉为例，其动脉粥样硬化时血管腔狭窄，若此时过分勒紧裤带，则会进一步增加腰以下部位血液流动的阻力。为了维持人体下半身正常的血液循环，心脏这个"动力泵"不得不提高功率，血压也就随之增高。这种血压突然升高的结果，有时会产生严重的反应。

对于高血压病患者来说，任何不起眼的人为因素都可能促使血压升高。对于鞋带、衣领以及手腕扣夹的表带等，都是同样的道理，均须注意宜松不宜紧，以自然、舒适为度。

（一）衣服宜宽大些，不宜过小、过窄

衣料以质柔软为好，如棉布、丝棉、鸭绒等。若是穿得过紧，可能会影响体表的血液循环，从而使血压增高。

（二）领带不要扎得过紧

在颈部，有人体的重要血压控制中心之一的颈动脉窦。如果领带或上衣领扣系得过紧，会压迫颈动脉窦而造成不良后果。

（三）裤带或腰带勿过紧

裤或腰带系得过紧会使腰以下的血流受阻，特别是下蹲时，心脏的负担加重，很容易使血压骤然增高。

（四）鞋子不要过重、过紧

笨重而过小的鞋会挤压脚部，使血流循环不畅，影响血压。

（五）帽子宜大些，不应紧紧包着头皮

应戴柔软、轻便、暖和、透气的帽子。帽子紧箍头部，会妨碍头皮的血液循环，引起血压的波动。

三、宜坚持洗温水澡或温泉浴

洗温水澡可降血压，这是近年来医学家们发现的简便的降压方法之一。持每天洗 30 分钟微温水浴，血压会降下来，保持稳定。

高血压患者在洗温泉浴时，应注意不要贪浴太久，过度疲劳。每当出现头昏、胸闷、心悸、心跳加快时，则应立即停止洗浴，休息一会儿，待症状消除后再洗浴。洗浴后立即用毛巾将全身擦干，并卧床休息半小时左右。

四、宜早晨起床就服一次降压药

科学研究发现，中风多发生在早上八九点钟之间。这与人体血压每天内的周期变化有关。人体的血压在整个夜间会降低，但到了凌晨六点半左右，由于日光的作用，又开始回升，到了八九点钟时为最高值，而最容易引起脑血管意外。因此，长期患有高血压的患者，宜在早晨起床后立即服用降血压药，然后再去做早晨应做的各种事，就能防止中风的发生。

为合理使用降压药，高血压患者服药应注意以下几点：

1. 不要擅自用药物。降压药有许多种，作用也不完全一样。有些降压药对这一类型高血压有效，有些降压药对另一类型高血压有效。服药类型不对路，降压作用不能充分发挥，有时会误以为"降压药不灵"。高血压患者的药物治疗应在医生指导下进行，应按病情轻重和个体差异，分级治疗。

2. 降压不要操之过急。有些人一旦发现高血压，恨不得立刻把血压降下来，随意加大药物剂量，很容易发生意外。短期内降压幅度最好不超过原血压的 20%，血压降得太快会发生头晕、乏力，重的还可导致缺血性脑中风和心肌梗死。

3. 不要单一用药。除轻型或刚发病的高血压外，尽量不要单一用药，要在医生的指导下联合用药，复方治疗。其优点是产生协同作用，减少每种药物剂量，抵消不良反应。

4. 先测量血压再服药。有些患者平时不测血压，仅凭自我感觉服药。感觉无不适时少服一些，头晕不适就加大剂量。其实，自觉症状与病情轻重并不一定一致，血压过低也会出现头晕不适，继续服药很危险。正确的做法是，定时测量血压，及时调整剂量，维持巩固。

5. 要坚持服药。有些高血压患者平时无症状，测量血压时才发现血压高。用药后头昏、头痛不适，索性停药。久不服药，可使病情加重，血压再升高，导致心脑血管疾患发生。事实表明，无症状高血压危害不轻，一经发现，应在医生指导下坚持用药，使血压稳定在正常水平。

6. 不要临睡前服降压药。临床发现，睡前服降压药易诱发脑血栓、心绞痛、心肌梗死。

五、宜经常平卧休息

高血压只发生在人和能直立行走的灵长类动物身上。人直立时，血液总量的 70% 左右是处于心脏水平以下的部位，而爬行类动物的血液总量在心脏水平以上有 70%。当人由平躺的姿势转向站立姿势时，由于地心引力的作用，心血的排出量要减少 30%~40%。为了适应这一急剧变化，动脉血管反射性地发生收缩、变窄，使其容量与心排出量接近。时间过长，使血压逐渐升高。对高血压患者来说，直立时间愈长，血压容易增高。因此，高血压患者宜平卧休息，使血压稳定。

第九节　高血压病患的体育锻炼

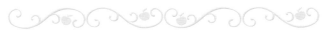

"生命在于运动"，这是法国启蒙时代学者伏尔泰的一句名言。

古语说："流水不腐，户枢不蠹。"人的器官和肌肉总是越使用越发达。经常参加运动，可使肌肉纤维粗而坚韧有力，其中所含蛋白质、糖原等的储备量增加，血管变丰富，血液循环及新陈代谢改善，动作的耐力、速度、灵活性加强。长期坚持体育锻炼，会使肌肉血管纤维逐渐粗大变得强壮有力，冠状动脉的侧支血管增多，血流量增加，管腔增大，管壁弹性增强，这对高血压、冠心病、肥胖症等均有积极的防治作用。运动既然有这么多好处，那么高血压与体育锻炼有何关系，高血压患者应该怎样进行体育锻炼呢？

一、高血压患者适宜的体育锻炼

根据医学观察，早期原发性高血压患者进行体育锻炼的疗效较好，而由器质性疾病继发的高血压患者，进行体育锻炼的效果不大。

原发性高血压第一期的患者，血压波动很大，有时升高，有时正常，可能有头痛、头晕、耳鸣、失眠和容易激动等症状，但心脏一般没有症状，或只是偶然有心悸、气促。这一期的患者最适于体育锻炼，可以打太极拳、做气功、旅行、自己做保健按摩等。

第二期高血压时，血压增高和情况比较固定，偶而有波动。

头痛、头晕、耳鸣和失眠等症状更显著，且有时会出现脑部血管痉挛的现象；体力下降，心功能较差，可能有心绞痛样症状。这期的患者只能进行轻量的体育锻炼。

高血压患者适宜的体育锻炼方式主要有：太极拳、医疗体操、散步和旅行、游泳等，轻症高血压患者也可小心地进行慢跑和爬山的锻炼。

（一）太极拳

高血压患者打太极拳，有三大好处：

1. 太极拳动作柔和，姿势放松，毫不紧张用力。

2. 打太极拳时用意念引导动作，思想集中，心境宁静，有助于消除心神恍惚和对刺激反应过敏等症状。

3. 太极拳包含有许多平衡性和协调性的练习（如左右分脚、下肢独立等），属于平衡性动作。高血压患者动作的平衡性和协调性较差，练太极拳有助于改善这方面的机能。

体力较好的，可打全套简化太极拳；体力较差的可打半套；体弱和记忆力差的，也可只练个别动作，分节练习，不必连贯进行。以下几个动作对高血压患者非常有效：即原地野马分鬃，左右揽雀尾，原地云手，收势。

（二）散步和旅行

高血压患者在平地上进行时间较长的步行，能让舒张压较明显地下降。散步可在清晨，黄昏或临睡前进行，时间一般为 15 分钟至 1 小时，每天 1~2 次，速度中等。旅行可每周或隔周 1 次，包括步行、爬小山等活动在内。

（三）游泳

适宜在天气暖和时，缓慢而放松地游泳。游泳能降低血管中平滑肌的敏感性，对防治高血压有帮助。

高血压患者游泳时的注意事项：在游泳过程中血压突然升高有诱发中风、脑梗死的危险，因为游泳运动量大，而心脏病患者在运动状态下可能会出现血液供应不上，出现冠状动脉缺血、血管痉挛等现象，进而可能引发心肌梗死、猝死。高血压患者在身体状况良好的情况进行游泳，并注意时间不宜过长，若感到身体不适时要立刻上岸休息。

（四）适当运动

只要不是太激烈的运动都是可以的，适当的运动对患者的康复有帮助，更主要的是要保持良好的心态，良好的饮食习惯，注意保健。应选择运动量较轻、情绪不会有太大波动的运动，这些运动首推快步走路，也可选择慢跑、游泳、骑自行车、扭秧歌、跳健身舞、跳绳、爬山等。

（五）慢跑和急行

此种运动方式的运动量较大。高血压患者慢跑时的最高心率可达 120~136 次/分。因此，决定患者能否参加慢跑要十分慎重。最好先经一个时期急行锻炼，以 10~20 分钟行走 1 公里的速度急行 1~2 公里，如无不适反应，再转入慢跑锻炼。

（六）爬山

无并发症的早期高血压患者，年龄不大，体力一般，可参加运动量不大的爬山运动，例如，爬 30~50 米尺高、坡度 30°~40° 的小山，中途可适当休息。

（七）简易体操

这里介绍三种：

1. 身体自然直立，两脚分开，与肩同宽。全身肌肉放松，呼吸均匀。这是一种用意念和呼吸相配合的体疗方法——导引法。

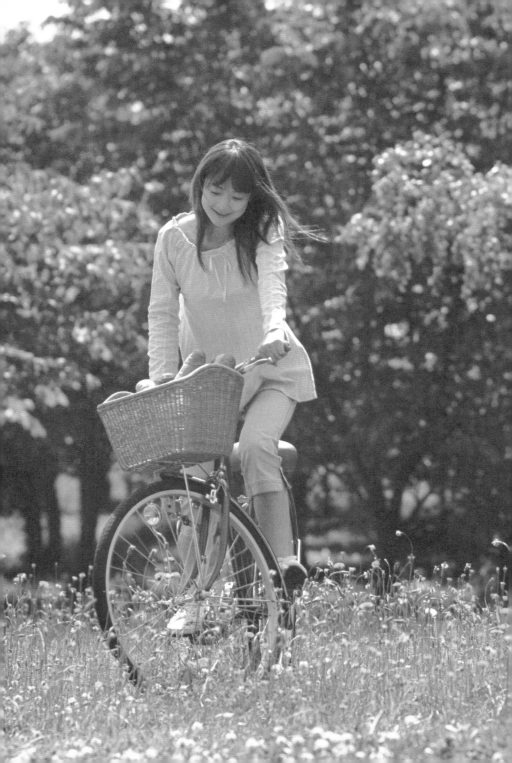

吸气时头脑要想"静"字；当呼气时头脑里要想有一股清泉从上流下来，并随着慢慢的呼气，这股清泉要跟着想象从头部经胸、背、腰、腹，一直流到脚底，共做 5 分钟。这样，由于意念和呼吸的配合，可达到头脑清新、症状减轻的效果。

2. 身体直立，两脚分开，与肩同宽，两臂自然下垂，全身肌肉放松，呼吸均匀。吸气时，两臂从体侧向上方慢慢抬起，两肘稍弯屈，两手掌心向下，当举到嘴前时，停止吸气，稍过片刻，开始呼气。呼气时，两手下按，掌心朝下直到复原，两臂自然下垂。可连续做几次。双手下按时，要在脑中有意念，如像有一件物体随着双手的下按而移到脚下。这是一种随呼吸而活动的体疗，可调和气血、降压、安神。

3. 身体直立，两脚分开，稍宽于肩。两臂侧平举，掌心向上。开始活动时，腰部略向左侧倾斜，左臂随之缓缓而下，同时右臂缓缓上升，两臂仍保持一直线。等到右手上升到与头平齐时，再缓缓复原或两臂侧平举。接着做反方向运动，如此连续 15~20 次。值得注意的是，腰部向左右侧倾斜时，幅度不宜太大，头部与上身要保持直立。只不过腰部略用力稍倾斜而已。另外当两臂做上下运动时，动作不宜太快。这样，可以达到平衡气血、活动腰及四肢、降低血压、安神、宁心的功效。

二、高血压患者体育锻炼时注意事项

1. 根据感觉判断运动负荷是否适宜，运动时感到发热，微微出汗，运动后感到轻松舒适，睡眠正常，食欲良好，精神振奋，心情愉快，表示运动量恰当。反之，如果运动时出现头晕、恶心、胸闷、胸背后或心前区疼痛、心悸、气促等，运动后感到明显疲劳、睡眠不佳、食欲减退等，说明运动量过大，应进行适当调整。

2. 运动时注意观测心率。高血压患者体育锻炼时，每分钟增加的心率次数以不超过 20 次为宜。原来心率缓慢的高血压患者，运动后心率比原有心率以增加 50%以下为宜。

第十节　高血压患者家庭护理

高血压早期多无明显症状，常见的有头痛、头晕、耳鸣、眼花、失眠、乏力等。严重时出现烦躁、心悸、呼吸困难、视力模糊等。因此，出现上述症状时，应及时去医院就诊，如确诊为高血压病就要进行药物治疗，平时要做好护理工作。高血压病患者，时常因为病情的变化而情绪不稳定，如压抑、敌意、攻击性或依赖性矛盾性格，心情烦躁、易怒、记忆力减退等。少数患者甚至会出现兴奋、躁动、忧郁、被害妄想等精神症状。

除了鼓励患者积极地采取治疗外，家庭成员的护理对患者的

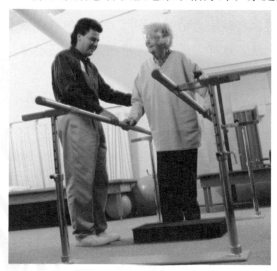

康复有很重要的作用。家庭成员要在生活上给予关心、体贴照顾，减少其精神上和工作上的压力，保持心理平衡；注意保持室内的安静及清洁，为患者提供一个良好的居住环境，减少

影响患者情绪激动的因素，并保证充分的休息和睡眠；也可通过解释、说服、鼓励以消除患者的紧张和压抑心理。

照顾好高血压患者的日常生活起居十分重要，对于血压较高、症状较多或有并发症的患者需要卧床休息，但血压保持一般水平、重要脏器功能尚好的患者应适当进行活动，鼓励他们参加力所能及的体力活动，如散步、打太极拳、养花、有趣的活动和适当的家务劳动等，同时要保证充足的睡眠。

一、帮助患者进行家庭自我检测

时刻关注病情变化，不要以一次性检查来确定病情的轻重，从而忽视对病情的经常监测。要坚持医生检测与家庭自我检测相结合，根据病情的变化，及时采取治疗措施。在一般情况下，高血压患者要 1 个月去医院复查 1 次血压，把 1 个月内的病情如实地通报给医生，以便及时有效地进行治疗。对血压波动大的患者，在家庭护理时，要注意这样几种情况：

（1）注意早晨血压急剧升高的现象。

（2）注意季节、气候、情绪及体力负荷强弱的变化。

（3）在降压治疗过程中，要注意高血压患者中的体位性低血压情况。特别是在卧位起床或站立时要加强监护，防止血压降得过低。

（4）注意有的患者到医院就诊时显示高血压、回到家中血压就正常的"白衣高血压"现象。

二、戒除对病情不利的生活习惯

一些不良的生活习惯，给治疗带来了极坏的影响，因此，患者家属一定要引起高度重视。一是要控制好参加娱乐活动的时间，如打麻将、打牌、跳舞等活动的时间不要过长或无节制。二是要控制好饮食，首先，要限制食盐摄取。要根据患者的特点，缓慢地将盐的摄入量控制在每天 6 克，大约经过 100 天逐渐适应淡味的饮食。多量饮酒会导致高血压，经医学调查表明，每日饮酒量超过 42 毫升的人，脑血管意外发病的危险性增加。从对血压影响和预防心、脑血管并发症的角度来看，家庭护理人员要控制患者饮酒，切忌过量。

三、避免剧变的因素

高血压病患者平时要十分注意避免血压剧变的因素，如不要参加易引起精神高度兴奋的活动；在冬天要注意保暖，以避免寒风侵袭引起血管突然收缩；要禁止吸烟，因烟中的尼古丁可导致血管痉挛；要预防便秘，因便秘造成患者排便用力，易使血压升高；要节制性生活，因过度性生活会引起血压急剧上升。另外，还要预防体位性低血压（因某些降压药物有些副作用），如出现头昏、眼花、恶心、眩晕、昏厥等。预防方法是要避免久站不动、突然下蹲或头部朝下的动作，改变姿势时动作要缓慢，淋浴时水温不宜过高。如一旦发生低血压要立即平卧，抬高脚部，就可得到缓解。

四、患者在服药时还要注意药物的不良反应

药物剂量一般从小剂量开始，多数患者需长期服用维持量，但要注意降压不要过低、过快，尤其是血压重度增高多年的患者和老年人。因此，要注意开始药物治疗后有无不适反应，以调整药物的使用；还要监督患者遵医嘱服药，不可根据自己感觉来增减药物；服药要准时，也不可忘记服药或以下次服药时补上次的

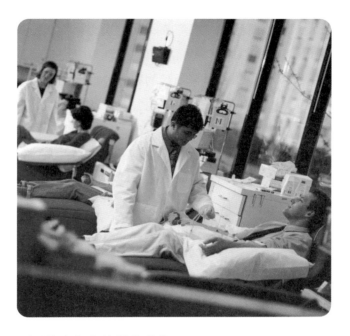

剂量，更不能自行突然撤换药物。

五、预防高血压并发症

高血压的并发症主要是脑血管疾病、高血压性心脏病、冠心病、尿毒症等。因此在平时要注意观察预防，如注意头痛性质、精神状态、视力、语言能力等脑血管疾病的表现；观察有无呼吸困难、咳嗽、咳泡沫痰、突然胸骨疼痛等心脏损害表现；观察尿量变化、昼夜尿量比例、水肿，并参考血肌酐等肾功能检查，以便及早发现肾功能不全等。此外，还要定期门诊复查。

六、紧急情况的家庭护理

高血压病患者在某些情况下，如精神创伤、过度疲劳、过度兴奋、寒冷刺激等很易引起复发，表现症状为头痛、烦躁、心悸、出汗、恶心呕吐、面色苍白或潮红、甚至视力模糊、抽搐昏迷，这时家属千万别惊慌失措，要沉着镇静地让患者立即卧床休息，平卧、抬高头部45°，并给予降压药物利血平、复方降压片、硝苯地平（心痛定）10~20毫克，待病情稳定后，送医院治疗。如意识不清或昏迷的患者应把他的头偏向一侧，取出口内假牙，及时清除呕吐物，保持吸呼道通畅，并立即送医院治疗。在搬动患者时动作要轻，尤其不要随意搬动头部，以免加重病情。

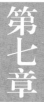

第七章　高血压并发其他疾病的治疗与调养

　　高血压患者从某种意义上讲，属于一种基础性疾病，虽然单独患有高血压的患者有不少，但在患有高血压的同时，又兼有其他疾病的患者非常之多，而且有不少疾病是依托于高血压之上而产生的。概括而言，高血压经常会连同以下几种疾病一同发生，对于并发这些疾病的患者，本章的内容是必须予以重视的。

高血压患者从某种意义上讲，属于一种基础性疾病，虽然单独患有高血压的患者有不少，但在患有高血压的同时，又兼有其他疾病的患者非常之多，而且有不少疾病是依托于高血压之上而产生的。概括而言，高血压经常会连同以下几种疾病一同发生，对于并发这些疾病的患者，本章的内容是必须予以重视的。

第一节　并发高脂血症

一、美食过多可导致高脂血症

高脂血症是指血液中的胆固醇和甘油三酯这两类脂质的浓度升高。

高脂血症在医学上的分类十分复杂，据认为，本病与遗传基因的缺陷有关。高脂血症也与美食过多有关。

近年来，我国人的饮食架构普遍欧美化，摄入了过多的脂肪、胆固醇及其他高热量食品，导致高脂血症近年来显着增多恢复中国人传统的饮食习惯，饮食宜以清淡为特点，应成为一般民众的常识。

动脉硬化的本身就可以引起高血压，若原已患有高血压患者，血压会变的更高。另外一点需要注意的是，动脉硬化之后，动脉的管壁会变得很脆，此时如果血压升的过高，就会引起血管壁的破裂。血管破裂如发生于大脑中，就会导致中风、偏瘫。

此外，高脂血症还与糖尿病、冠心病、肥胖症等疾病，有非常密切的关系。所以，如果在医院中被查出了血脂浓度升高，即使没有任何不适与痛苦的感觉也多加重视，否则，其后患是无穷的。

二、高脂血症的治疗以饮食疗法为主

目前对高脂血症的治疗，无论是采用中药，还是采用西药，都必须在饮食疗法的基础上才可以施行，否则，吃什么药都不管用。

饮食疗法的主要目的在于控制脂肪的摄入量，尤其是动物脂肪，更要严格地加以限制，对于植物脂肪，像菜油、花生油、色拉油等，可以适量摄取。

除了限制进食动物脂肪外，还应给予低糖及高蛋白的饮食，换言之，一个患有高脂血症者的正确饮食模式应该是：尽量多吃蔬菜；以植物油代替动物油脂；每顿不要吃得太多，半饱即可；饮食中应包括瘦肉、鱼等优质高蛋白食物。

另外，我们现在谈及的是高血压并发高脂血症的情况，因此，在选择日常饮食时，还需要考虑到高血压本身。

一般来说，上述高脂血症的饮食要求，同样符合高血压的饮食要求，但要注意，高血压患者的饮食，最忌食盐过多，所以，对于高血压并发高脂血症的患者，平常烧菜、吃菜时，要少放点盐。

饮食疗法对高脂血症的疗效很好，如能严格按照上述要求进行饮食治疗，许多患者都可不药而愈。其中的道理也不难理解，因为血中脂质的主要来源就是饮食，现在饮食中的脂质减少了，血液中的脂质浓度自然就会下降。如果在饮食疗法的同时，配合以适宜的体育运动，使体内的脂肪消耗加速，那么，疗效会更好。

然而，也有一些高脂血症患者，单纯用饮食疗法难以取得很好的疗效，此时，就应加用药物进行治疗了。

三、高血压合并高脂血症时的调养与康复

如前所述，高血压与高脂血如同一对孪生兄弟，往往同时并存，且都与日常的饮食有很大关系，因此，在日常生活中进行调养与康复时，主要要从饮食着手。

总括来说，饮食宜以清淡为原则，多吃蔬菜、杂粮、粗粮；少吃肉食、肥腻性食品。关于详细的饮食方案，已在第六章中介绍过了，凡是有利于高血压患者的饮食、生活习惯等，基本上都适用于高脂血症。有些食物具有特别好的降脂作用，患者应在日常饮食中多加摄取，包括：山楂、豆腐渣、香菇、冬菇、黑木耳、糙米、玉米、小米等。

除了饮食调养以外，患者还应加强运动锻炼，运动量由小到大，但血压过高及血压不稳定时，应先将血压降至安全范围及血压稳定后，再从事体力活动。

第二节　并发动脉硬化

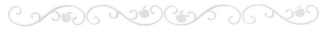

动脉硬化与高血压常常同时并见，如影随形，绝大多数的动脉硬化患者，同时也是高血压患者；而高血压患者中的动脉硬化者，也非常之多。

一、高血压并发动脉硬化的后果相当严重

也许有人会说，动脉硬化只不过是动脉血管变硬了一点而已，没有什么大不了的。这种想法是十分错误的，事实上，动脉硬化本身除可引起高血压、冠心病之外，在与高血压并存时，还是引

起脑中风的主要原因。

所谓的脑中风，是指脑缺血和脑出血，动脉发生硬化之后，脑组织中的血管也会有变硬变窄的现象，由此可以引起脑缺血，产生缺血性脑中风。另一方面，动脉硬化之后，血管除了变窄之外，还会变得很脆，此时如果遇到血压升高，就有可能导致脑血管的溃破，也就产生了脑出血性中风，即通常所说的脑溢血。

可见，对于动脉硬化是一点也不能忽视的，更不要说是在高血压并发出动脉硬化的情况下了。

二、中西医治疗动脉硬化的方法

目前对动脉硬化的治疗，无论中医还是西医，都是十分困难的。正如俗语说的，"病来如山倒，病去如抽丝"，对于动脉硬化的治疗来说更是如此。

动脉硬化的治疗之所以困难，原因在于业已硬化的血管很难依靠某一种药物迅速使其变软。

目前西医对动脉硬化的治疗，主要以控制其不再继续发展为主。控制的方法实际上就是降血脂，因为血脂高会引起和加重动脉硬化。西医降血脂的药物于本章上一节中已介绍过，此处不再赘言。

至于中医对动脉硬化的治疗，目前尚无统一认识，至今也还没能确定某种中药，或某种方剂能够软化血管。因此，中医对动脉硬化的治疗仍然是以辨证施治为主，根据患者症状的表现，确定其症候，再进行治疗。

根据笔者的临床经验，本书前文中所介绍的治疗血脂过高的处方，均有一定的软化血管作用，可供患者参考、选用。

三、高血压并发动脉硬化的调养与康复

虽然目前尚未能找到能够使动脉硬化的血管软化的中、西药物，但并不是说我们对动脉硬化束手无策，事实上，动脉硬化症患者，最好的治疗恰恰是非药物疗法，换言之，只要在日常生活中调养得当，动脉硬化患者是可以康复的。

根据现有的研究资料，具有软化血管的食物包括：香菇、冬菇、灵芝等真菌类植物。大蒜、大豆、豆腐、竹笋等也有很好的软化血管作用。因此，在日常的饮食调养中，应将上述食品作为家庭的常备之品。前文中所介绍的，有益于高血压康复的食品，可以与上述软化血管的食品同时食用。

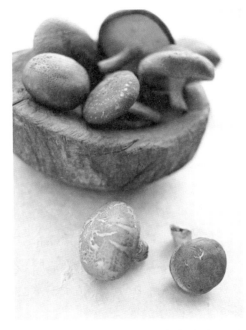

动脉硬化的饮食调养，除了要多吃有助于血管软化的食品外，还应特别强调：少吃高热量、高胆固醇的饮食，主要包括动物油脂、纯糖等食品，应多吃果蔬之品。主要原则是饮食宜清淡。

在生活细节上，尤其要注意，应严格禁止吸烟、饮酒。据研究数据的报导，吸烟可以导致血管内壁受损，从而吸附血小板和胆固醇的聚积，可引起和加重动脉硬化。饮酒也非常不利于动脉硬化的康复。

因为动脉硬化者大多同时具有高血脂，体型一般比较肥胖，因此，在进行饮食控制的同时，还应进行适量的运动，有助于减肥、消耗脂肪，对动脉硬化有辅助治疗作用。

第三节　并发冠心病

一、高血压与冠心病的关系

冠心病是指为心脏本身供血的冠状动脉，因发生硬化、狭窄而导致心肌缺血、缺氧而引起的心脏病。

虽然现在已知冠心病的发生与高血压、动脉硬化有关，但冠心病发生的确切原因却不甚明了。根据现有的资料统计，以下几个因素是引起和促进冠心病发生的重要因素。包括：吸烟、长期进食高热量高胆固醇饮食、长期精神紧张、缺乏运动和体力活动、遗传和微量元素摄入不均。其中，前四项是引起冠心病的最主要因素。

因此，要想防止冠心病的发生，就应首先去除上述危险因素，并对高血压等疾病进行有效治疗。

二、高血压并发冠心病的调养与康复

得了冠心病的人往往心理负担很重，由于心绞痛发作时的那种濒死感，使得许多患者觉得生活已没有希望。

其实，患了冠心病之后，只要注意正确的生活方式和适宜的治疗，还是可以得到康复的。有的人一方面想通过服药来治疗冠

心病，另一方面却继续吃高胆固醇饮食，整天喝烈性酒、吸烟，不进行体育锻炼，如此生活方式而想让冠心病痊愈，恐怕是不太现实的。

无数的临床病例表明，如果能够合理饮食、劳逸结合，避免精神的过度紧张，保持足够的睡眠，保持良好的情绪，往往比吃药还要有效。

冠心病的调养首重饮食，近数十年来的研究统计数字表明，饮食不当不仅使人过胖，而且促使过早死亡，而饮食过多热量及高胆固醇饮食，更是引起动脉硬化及冠心病的重要原因之一。因此，冠心病患者在平常饮食中，就应以素食为主，并多吃一些有助于降血脂和软化血管的蔬菜，像香菇、竹笋、大豆、豆腐、芹菜等。另外，进食量也不宜过多，七分饱即可。尤其是一些体重超重者，更宜节食。合理饮食还要做到不偏食，定时定量。

冠心病患者坚决戒除烟、酒等不良嗜好，既是为了防止冠心病进一步恶化的需要，也是治疗冠心病的必需措施。

有关冠心病调养与康复的具体要求尚有许多，限于篇幅本书不再一一例举，读者可以参阅本套丛书中的《冠心病中西医治疗与调养》。

第四节　高血压与中风

一、中风是高血压发展的结果

中风又称为脑中风，是由于脑组织缺血或出血而引起的一种严重疾患。要防止中风的发生，就必须将血压控制在安全范围，

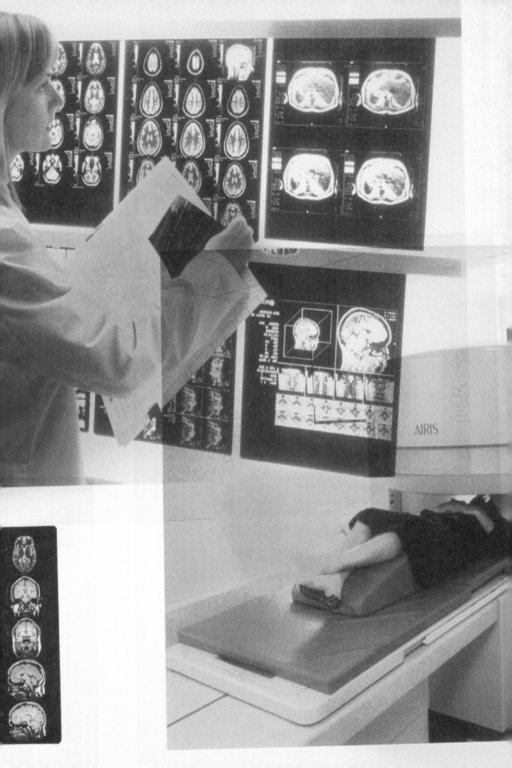

同时，应对动脉硬化进行治疗。

二、防止中风发生的对策

引起中风发生的内在因素是高血压和动脉硬化，而诱发中风发生的因素涉及面极广。因此，预防中风的发生必须采取综合措施，以下六个方面读者应加以注意。

（一）积极防治高血压

医学界早已公认，高血压是中风最主要的危险因素，有效地防治高血压是预防中风的一个重要环节。40岁以上的人应定期测量血压，以便早发现、早治疗。如已是高血压患者，就应该认真坚持长期有规律的治疗，按时按量服用降压药，从小剂量开始，逐渐增加，使血压缓慢下降，以便使血压稳定在安全水准，消除症状。

（二）积极防治并发症

积极防治动脉硬化、高脂血症、心脏病、肥胖症等容易造成中风发作的疾病，应听从医生的指导，切不能忽视。

（三）注意中风的前驱症状

这些前驱症状包括头痛、头晕、呕吐、感觉障碍等。当遇到这些症状时，往往预示着将要发生中风。此时，患者及家属应沉着冷静，安卧于床上，严密观察病情变化，如症状严重，应及时送往附近医院诊治。

（四）消除各种诱发因素

各种诱发因素包括戒除烟酒、合理安排工作和生活、劳逸结合、避免过度劳累，遇事要沉着冷静，不急不躁，避免情绪激动和过度紧张。避免剧烈运动或搬抬重物，保持大便畅通，防止便秘，避免大便用力等。

（五）调理饮食

平常应以清淡饮食为主，多吃高纤维素的食品，不吃或少吃动物脂肪、动物内脏，应多吃蔬菜、水果、大豆及豆制品等。

（六）进行适度的体育锻炼

适度的体育锻炼能促进脂肪代谢，降低血脂，减轻体重，还能加强心脏功能，扩张身体的微小血管，改善脑部血液供应，降低血液黏稠度和血小板聚集，防止血栓形成等，因此，保持经常而适度的体育锻炼，对预防中风的发生很有好处。进行体育锻炼最重要的，是要掌握适度的原则，应循序渐进。适宜的运动方式有太极拳、气功、五禽戏及散步等。

如果能在上述六个方面，进行有目的预防，则可以使中风发生的可能性，降至最低点。

三、中风的治疗与康复

中风发生的时候，是患者生命危急的重要关头，因此，必须送医院急救，由医生进行治疗。

对于患者而言，更重要的，是要知道中风发生之后，对各种中风后遗症的治疗和处理，以及如何才能尽快地恢复生活自理能力。

中风发生之后，西医基本没有什么有效的治疗方法，一般仍以降血压、控制饮食为主，具体方法和前文的内容一样。此处，我们大致谈一下中医对中风后遗症的处理。

中风后遗症最主要的是偏瘫，如果偏瘫解决了，其他的一些后遗症大多会迎刃而解。

1. 中医对中风偏瘫的治疗，常用以下药物：

中医对偏瘫的治疗有一个非常著名的方剂，名为补阳还五汤，这个方子非常有效，至今仍广泛运用于临床。

方药的构成：黄芪 100 克、赤芍 20 克、当归尾 15 克、桃仁 10 克、红花 10 克、川芎 10 克、地龙 10 克。

服用方法：将上述中药用水煎服，1 日 1 剂。

随症加减：兼有大便秘结的，可加杏仁 10 克、大黄 10 克。如果上肢偏瘫较重者，可加桂枝 15 克、桑枝 25 克。兼有语言不清者，加石菖蒲 10 克、远志 10 克；兼有口眼歪斜者，加全蝎 10 克、胆南星 15 克。兼有明显的肢体麻木者，加茯苓 20 克、威灵仙 15 克。

2. 除了上述中药汤剂之外，还有一些中成药可供患者同时服用，这些中成药一般的药店都会有售，包括：

三七粉：每天服用 10 克，每天服 2 次。

小活络丹：每天服两次，1 次服 1 次。

大活络丹：服法同上。

人参再造丸：每天服 2 次，每次 5~10 克，30 天为一个疗程。服本药期间，忌吃鸡、鹅、鱼等发物。

3. 有些中风患者的手足拘挛不易恢复正常，此时，除内服中药外，还可用一些中药汤液熏洗，作为辅助疗法。常用的方药是：伸筋草 15 克、豨莶草 10 克、透骨草 10 克、红花 10 克、花椒 15 克。

将上药用 2 千克水煮沸后，用小火继续煎 20 分钟，趁热熏洗患肢，一日两次，1 次 30 分钟。

4. 在上述所有的中药治疗的同时，还应进行必需的针灸按摩疗法。针灸按摩疗法可以促进气血运行，通经活络，十分有利于偏瘫肢体的功能恢复。

针灸疗法需要由针灸师操作，此处不再赘述。按摩疗法可以

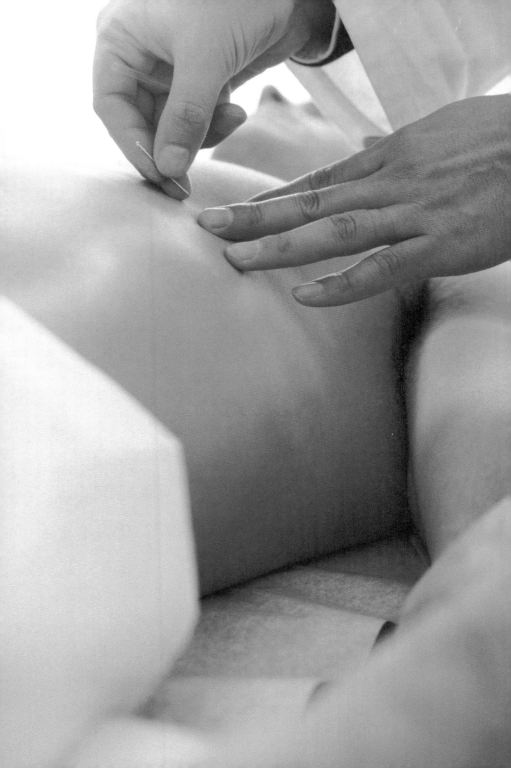

由患者家属施行。

5. 按摩方法，主要是对患肢及健肢进行揉、搓，并帮助患者活动肢体。具体方法可参照前文所讲的经络锻炼法。

一般而言，经过上述治疗之后，患者大多可以恢复下肢功能，但上肢的恢复进度较慢，应持续不断地进行治疗。

第八章

几种特殊高血压的防治

除了上述原发性高血压之外，还有些比较特殊的高血压，这些高血压的症状表现、病情进展、预后等，均有特殊之处，治疗上也与前文的内容不同。因此，本书将这些高血压列为"特殊高血压"。虽然这些特殊高血压的发病率较低，但读者也应有所了解。

本书前文所介绍的内容，讲述的是最常见原发性高血压，绝大多数患者都属于这种类型：患者一般都是中年人、体型肥胖者，他们高血压的病情进展较为缓慢。

此外，还有些比较特殊的高血压，这些高血压的症状表现、病情进展、预后等，均有特殊之处，治疗上也与前文的内容不同。因此，本书将这些高血压列为"特殊高血压"。

第一节　老年人高血压

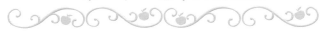

一、什么是老年人高血压

老年人高血压其实是原发性高血压的一个临床症型，换言之，这种高血压并无太多特殊之处，唯一特殊的是，患者主要是 60 岁以上的老年人。

事实上，伴随着年龄的增长，高血压的发病率也逐渐增加。据资料统计，60 岁以上的老年人之中，有 40%~45%患有高血压。这就是本节所要介绍的老年性高血压。

为什么随着年龄的增长，血压会逐渐升高呢？主要是由于老年人血管的变化所致。前文曾经提到，人的年龄变大，血管也会变硬，由于血管变硬，血管的弹性也就随之而减弱。

另一方面，当心脏舒张时，又不能保持血管管腔中的压力，所以，舒张压有可能反而下降，或是上升得不明显。

由以上分析不难看出，老年人高血压有一个特点，即收缩压很高，而舒张压有可能是正常的。

需要提醒老年朋友注意的是，上述老年人高血压的特点并不

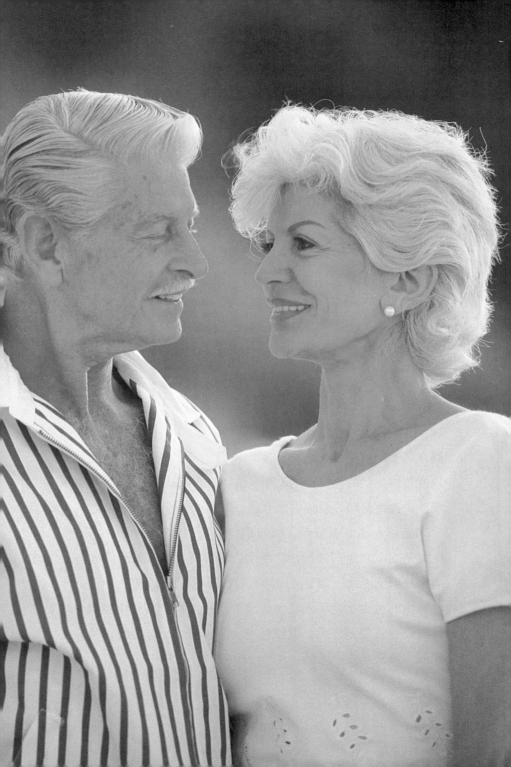

好，因为大规模的临床观察显示，收缩压升高是心血管病致死的重要危险因素之一。

二、老年人高血压的临床特点

老年人高血压除了有收缩压升高、舒张压相对正常的特点外，它在临床表现上，也有一些特别之处，主要包括以下三个特征：

（一）血压波动较大

这是因为老年人生理功能有下降，体内调节血压的功能老化，敏感性降低所致。通常，我们可以通过老年人血压波动的幅度，对其病情进行判断，波动幅度越大者，病情越严重。

值得一提的是，血压波动过大，是发生中风的主要危险因素，所以，凡是血压幅度波动较大的老年人，都应密切关注自己的病情，一是发现不适，应赶紧住院治疗。

（二）容易发生体位性低血压

体位性低血压的意思，可以举例来说明，例如，一个人如果躺在床上的时间过久，当他起床时，往往会发生头晕眼花的症状，这就是因为他的体位发生改变（由躺着变成站立），导致了血压下降，进而使脑部、眼睛供血不足，产生了头晕眼花的症状。

老年人高血压患者，就特别容易发生这样的体位性低血压，尤其是在吃降压药进行治疗期间，更容易发生。其原因亦与老年人生理功能老化，调节血压的灵敏性降低有关。

由此也提示老年人高血压患者，在生活中宜动作柔和，改变体位时尽量缓慢一点，以便有一个适应的过程，否则，容易发生晕厥、脑缺血性中风等。

（三）容易发生心脏衰竭

老年人的心脏功能本身，就已有了一定程度的降低，当发生老年性高血压时，由于收缩压增大，迫使心脏必须用力挤压，才能将血液输入动脉血管，久而久之，会使心肌变得肥大起来。心肌肥厚之后，收缩功能与舒张功能的受损都比较严重，所以，容易诱发心力衰竭。

三、老年人高血压的治疗

西医治疗老年人高血压的降压药，与本书前文所介绍的并无二致，但需要注意的是，由于老年人高血压患者容易发生体位性低血压，所以，在对老年人高血压的治疗时，降压的速度不能过快，幅度也不能过大，以免导致缺血而发生中风。

根据笔者的经验，凡是老年人高血压患者，在高血压不是太高，病情尚属轻微，各种症状也不甚明显时，最好是采用非药物疗法和中医疗法。

非药物疗法的具体内容包括：

（一）限制钠盐的摄入

一般以中等限制钠盐的摄入为度，每日食盐的摄入量不要超过 6 克。务必长期坚持低盐饮食，不吃或少吃腌制的咸菜。

（二）减轻体重

主要是通过限制进食量和适当的运动，来达到减轻体重的目的。

（三）运动

运动除了有减轻体重，消耗脂肪，降低血脂，防治动脉硬化之外，还可促进心脏功能。经过一段时间的锻炼后，血压会有所下降。

最好的运动方式是太极拳，太极拳可以使人体交感神经兴奋性下降，进而达到降血压的目的。其降压的效果十分柔和。

(四) 气功疗法

气功是我国传统的医疗保健方法，通过意念的诱导和气息的调整，可以达到消除精神紧张、心静体松、身心舒畅的作用，有利于血压的调节。长期的气功锻炼，可使血压得到很好的控制，降压药的需用量减少，中风的发生率和死亡率都显著下降。

具体的气功功法，可参考本书自然疗法章的内容。

在上述非药物疗法的基础上，老年性高血压患者还可以配合服用一些中药，最好是中成药，服用起来要方便一些。常用的中成药有：杞菊地黄丸、麦味地黄丸、六味地黄丸等。

这些中成药的药效和缓，长期服用无不良反应，不仅可防治高血压，而且有养生延年的作用。

第二节　嗜铬细胞瘤

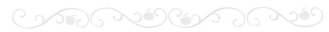

一、何为嗜铬细胞瘤

嗜铬细胞瘤是一种良性肿瘤，比较少见，发病率较低。此种肿瘤，一般生长于肾上腺中，大多只生长于一侧，但少数也有两侧都有的。

嗜铬细胞瘤的大小有很大差异，大多数体积较小，但文献中也有重达 3600 克的。

嗜铬细胞瘤除了其本身的危害之外，它可以引起高血压，对

人体健康产生损害。由于此时的高血压是继发于嗜铬细胞瘤的，因此，属于继发性高血压，

二、嗜铬细胞瘤的症状

患者主要是出现阵发性或持续性的高血压。

阵发性高血压发病时血压骤然升高，同时伴有剧烈的头痛、心悸、出汗、面色苍白、恶心、乏力等症状。这些症状可以历时数分钟至数天，在不发作时，血压可以是正常的。

表现为持续性高血压的患者，除了一直存在血压较高的情形外，还会隔一段时间就加剧一些。

另外，嗜铬细胞瘤患者，在各个年龄阶段都有，有时，甚至在一些年龄很小的人，也会出现。

这就提醒读者注意，凡是以前从未有过高血压者，在很短的时间内，突然发生高血压，并出现上述症状时，就应考虑到嗜铬细胞瘤的可能。

当然，要诊断嗜铬细胞瘤不能仅凭血压高，或上述症状，还必须经过确定性的诊断。诊断嗜铬细胞瘤的方法有多种，包括：

1. 血液检查：如果血液中肾上腺素、去甲肾上腺素及其代谢产物显着升高，则提示有嗜铬细胞瘤的可能。

2. 超声波检查。

3. 同位素检查。

4. 断层X线摄影（CT）。

上述二、三、四项检查，均可以显示肿瘤所在部位。

三、嗜铬细胞瘤的治疗

本病虽然以高血压为主要表现，但在治疗时，治疗高血压也

只是对症处理。对于嗜铬细胞瘤的治疗，最根本的是要进行肿瘤切除手术。对于嗜铬细胞瘤所引起高血压的治疗，与前文类似，需要住院治疗。

　　需要注意的是，对于普通读者而言，了解嗜铬细胞瘤的表现比了解其治疗更重要，患者及其家人就有可能尽早发现、尽早治疗。凡是以前从未有过高血压者，在短期内突然出现高血压，而通过降压药的治疗后，疗效不好时，就应想到患嗜铬细胞瘤的可能，并尽快去医院进行检查。

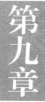

第九章

迈向健康快乐的人生

对于高血压——这一当今最为常见慢性疾病来说，患者首先要树立战胜它的信心，尽管疾病是令人痛苦的，但人生在世没有不生病的道理，关键在于能够及时、有效地摆脱病魔的困扰，尽快地恢复健康的体魄，享受人生的幸福和乐趣，这才是最重要的。

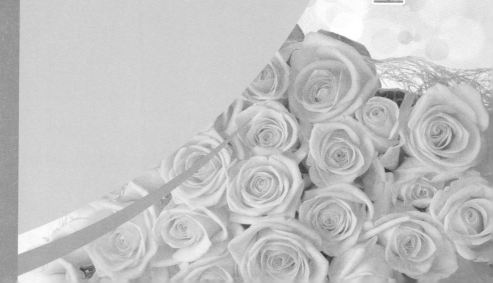

对于高血压——这一当今最为常见慢性疾病来说，患者首先要树立战胜它的信心，尽管疾病是令人痛苦的，但人生在世没有不生病的道理，关键在于能够及时、有效地摆脱病魔的困扰，尽快地恢复健康的体魄，享受人生的幸福和乐趣，这才是最重要的。

虽然在前文中已详尽介绍了高血压中西医治疗、调养与康复的方法，但笔者在临床工作中发现，各个患者的情况不同，会向医生提出不同的疑问，而在这些问题之中，有些具有一定的普遍性的意义，并关系着高血压患者能否很好地康复。对于这些常有普遍性意义的问题，如果处理不当，就会影响到高血压的治疗以及是否会发生中风等严重情况。

为此，本章专门针对患者在高血压的治疗及康复的过程中，遇到的一些问题进行解答，希望藉此为患者们排忧解难。

第一节　对高血压的误解与对策

概括临床工作的经验，笔者发现高血压患者普遍对高血压知识的了解不足，对高血压的治疗、调养与康复的过程有很多误解。现将这些误解归纳如下，并提出对策，以利于高血压的治疗与康复。

一、高血压只会发生于中老年人

这种说法是最常见的误解之一。诚然，原发性高血压绝大多数发生于中老年人，这是由于高血压的发病过程较为缓慢之故。

然而，近年来随着经济的进步，生活条件的改善，人们的生活水平大为提高，饮食架构发生了极大变化，就我国人而言，饮食架构已趋于欧化。由于进食高热量、高胆固醇饮食过多，使得高血压极为泛滥。由此造成的后果是，许多青年人，乃至于儿童，患有高血压的人越来越多，年轻人患高血压的人数，有逐年上升的趋势。这一状况已引起了各国医学界的重视。

面对这种状况的出现，人们更应提高警惕，一方面，从预防高血压的角度来说，不要仅仅针对中老年人，而应从儿童做起，重视儿童及青年人饮食，不要吃过高热量、过高胆固醇的饮食。同时，要鼓励儿童、青年人多运动，以防止肥胖的发生。另一方面，对于儿童及年轻人发生高血压的可能性，要重新认识，要定期检查血压，并在出现高血压的症状时，能够想到有可能患上了高血压。

另外，尽管原发性高血压患者以中老年人居多，但一些继发性高血压，如嗜铬细胞瘤所引起的高血压、糖尿病所引起的高血压等，却是不分年龄大小的。对此必须予以足够的重视，以免贻误病情。

二、身体消瘦者是不可能发生高血压的

这个误解是十分普遍的。尽管肥胖是引起高血压的重要因素之一，且高血压患者以肥胖者居多，但绝不能就此断言身体消瘦者不会发生高血压。事实上，身体消瘦的高血压患者并不少见。

引起高血压的因素十分繁多，包括精神紧张、身体肥胖、饮食过咸过多、食用高热量高胆固醇饮食、抽烟、酗酒、遗传等。在这些诱发高血压的因素中，并不是要样样皆有才发生高血压，有时甚至只要达到其中的1~2项就可以引起高血压。例如，一个精神长期紧张、吸烟过多的人，很可能身体消瘦，却更可能患上

高血压。

为此，一些身体消瘦者同样必须重视生活中的细节，绝不可盲目乐观，误以为自己不可能患上高血压，就生活无度，大量地吸烟、饮酒、吃过咸的饮食等。要知道，身体消瘦同样会发生高血压，病情甚至有可能更加严重。

笔者就曾遇到过这种事情，有一位身体消瘦者，在打通宵麻将的时候，突然发生脑中风，这时他才知道，他是一位高血压患者。

三、高血压患者只有服用降压药，才能使血压恢复正常

这是一个错误的认识。有许多第一次被诊断出高血压的患者心情都很紧张，害怕发生中风，于是就迫不急待地服用各式各样的降压药，以期将血压尽快降至正常。

其实，对于一些病情较轻，血压只是略有升高的患者，以及一些老年人高血压患者，并不需要迫不急待的服用降压药，而应首先考虑非药物疗法，如气功、运动、减肥、饮食等。这些非药物疗法降压的疗效确切，作用和缓持久且没有任何不良反应，特别适合那些初患高血压病情较轻者。

只有当患者的血压较高，病情较重或非药物疗法不能产生作用时，才必须服用降压药。

单纯非药物疗法不仅可以使血压恢复正常，对于必须服药者，如能配合进行非药物疗法，还可以使用药量减少。因此，在高血压患者中，应提倡非药物疗法。

四、高血压患者不能运动，因为运动可使血压升高

这种说法是比较片面的，对于高血压患者的问题应另加看待。

对于一些血压非常高，已有发生中风危险的患者，应卧床休息，禁止运动，同时要通过服用降压药进行治疗。

对于一些病情较轻的身体肥胖的高血压患者，不仅不应禁止运动，反而应提倡运动。原因在于，运动可以帮助减肥、增强心脏机能，有助于人体本身对血压的调节功能。一些长期坚持适宜运动的高血压患者，往往使高血压不药而愈。

关键的问题在于，高血压患者应掌握运动的科学性及适合性，就运动方式而言，高血压患者不应从事剧烈的、带有竞赛性质的运动，而应采取一些动作和缓、节奏较慢的运动方式，如太极拳、气功、漫步等。

尤其值得提倡太极拳这一传统的运动方式，据中国、日本两国的生理学家研究，长期坚持太极拳锻炼，可以使人体交感神经的稳定性增强，具有明显的降血压效应。

五、高血压妇女不能怀孕，否则有生命危险

这种观点比较片面，亦应另加看待。

妇女怀孕期间，由于担负着母子两人的营养、氧气的供应，因而，心脏的负担要重一些，往往会有血压升高的情况。这对于原先患有高血压的妇女来说，是极为不利的。

但不能就此断言高血压妇女不可以怀孕生育。由于医学水准的进展，现在的女性高血压患者，怀孕生育已不再是一个梦想。但是，高血压妇女必须合乎一定的条件，才可以怀孕，否则会加重病情，并有可能危及母婴的生命安全。

首先，患者必须是育龄期女性，具有生育能力；其次，必须先将血压降至正常水平。在以上两个前提下，女性高血压患者才可考虑怀孕。

需要注意的是，由于许多降压西药会影响到胎儿的正常发育，因此，在进行降压治疗时，应使用非药物疗法，如果非药物治疗不能使血压降至正常，则应选用中药治疗。

另外，在怀孕期间，患者必须密切注意病情的变化，一旦血压上升，可考虑使用甲基多巴或肼苯哒嗪就应去医院观察治疗。

第二节　高血压防护知识问答

一、单纯吃中药能否治疗高血压

答：单纯用中药治疗高血压适合于初期的高血压，包括一些病较轻、年龄较大的患者。

当然，也有一些情况是不宜单纯用中药治疗的，主要是血压过高，需要迅速使血压降下来的患者。即便是这些患者，在血压稳定之后，也还是可以用中药进行维持治疗的。

二、高血压患者可以长期服用中药吗

答：完全可以。传统的中药多为汤剂，需要用水煎煮，比较费时、费力，很多人因为怕麻烦而不愿吃中药。但从药效上来说，汤剂的效果是最好的，中药丸剂虽然服用方便，药效持久，但见效没有汤剂快。不过已有科学中药，系经煎煮后浓缩而成，与煎剂效果相近。

可供高血压患者长期服用的中成药包括：六味地黄丸、杞菊地黄丸、麦味地黄丸等，这些中药在药店中有成药出售，购买、服用都非常方便。长期吃上述中成药，既可降压又可养生延年，

疗效非常确切。

三、如何选择合适自己的降压疗法

答：当今治疗高血压的方法种类繁多，包括西药、中药、饮食、气功、太极拳、经络疗法、穴位按摩等众多治疗方法。原则上讲，上述所有方法都可以选用，但根据临床经验来看，治疗高血压的最好方法，乃是综合疗法。

综合疗法是几种上述疗法结合在一起，进行高血压治疗。由于高血压的发生与饮食不恰当、运动过少有关，因此，对于绝大多数高血压患者而言，无论是否服用药物，都要进行饮食调节和适量运动。

如果通过饮食和运动就已可以将高血压控制的很好，那么自然不需要服药治疗了。如果单独靠饮食与运动不能控制血压，就需要在此基础上，加上药物治疗。

但无论如何，气功、太极拳、经络疗法及穴位按摩方法，都可以在高血压治疗的全过程中施行。这些疗法不仅可以治疗高血压，而且对患者的全身状况都有很大益处。长期坚持这些疗法，在治疗高血压的同时，还有防止其他疾病发生的作用，有养生延年之效，并能使患者的生活品质大幅度提高。

四、高血压患者的饮食应注意什么

高血压的饮食治疗，应注意以下几个原则：

1. 高血压患者应节制饮食，三餐饮食安排应少量多餐，避免进餐过饱，减少甜食，控制体重在正常范围。俗话说，饮食常留三分饥，老年高血压患者，还应根据本人工作和生活情况按标准算出应摄入的热能，再减少 15%~20% 。患者常较肥胖，最重要的是要控制能量的摄入，必须吃低热能食物，总热量宜控制在每天 8.36 兆焦左右，每天主食 150~250 克，动物性蛋白和植物性蛋白各占 50%避免进食高热能、高脂肪、高胆固醇的 "三高" 食物。提倡吃复合糖类、如淀粉、玉米，少吃葡萄糖、果糖及蔗糖。

2. 应少而清淡，过量油腻食物会诱发中风。

3. 低盐。

4. 高钾改善膳食中的钾／钠比值，富含钾的食物进入人体可以对抗钠所引起的升压和血管损伤作用，可以在食谱中经常"露面"。这类食物包括豆类、冬菇、黑枣、杏仁、核桃、花生、土豆、竹笋、瘦肉、鱼、禽肉类，根茎类蔬菜如苋菜、油菜及大葱等，水果如香蕉、枣、桃、橘子等。

5. 适量摄入蛋白质。高血压患者每日蛋白质的量为每千克体重 1 克为宜。可常吃豆腐及豆制品、瘦肉、鱼、鸡等。高血压患者不伴发高脂血症的，每日可吃 1 个鸡蛋。不伴有肾病或痛风病的高血压患者，可多吃大豆、花生、黑木耳或白木耳及水果。要适当增加海产品摄入，如海带，紫菜，海产鱼等。

6. 果蔬。每天吃新鲜蔬菜不少于 400 克，水果 100~200 克。

7. 补钙。补充机体可吸收的钙，高钙饮食是控制高血压的有效措施之一。

8. 补铁。研究发现，老年高血压患者血浆铁低于正常，因此多吃豌豆、木耳等富含铁的食物，不但可以降血压，还可预防老年人贫血。

9. 饮水。每天用 4~6 克茶叶冲泡，长期服用，对人体有益。

10. 根据大阪外国语大学保健管理中心一个研究组的报告，醋对高血压患者相当有益。

11. 高血压患者还要戒烟戒酒，高血压病患者最好不要饮酒，如果要饮，每日饮用量折合白酒不能超过 50 毫升。抽烟对高血压病患者来说也是一个不良的习惯，戒烟有利于稳定血压，减轻病症。

以上这些饮食原则，如果高血压患者若能，落到实处，一定会有益于健康。

五、为何口味淡也会高血压

高血压虽然有遗传因素，但后天摄入盐超量也是重要原因。盐敏感者摄入较多盐后血压会升高。因此，盐敏感者只要控制盐量便可有效预防高血压。

世界卫生组织建议，每人每日食盐不应超过 6 克，大约为一般矿泉水瓶盖的一半量。

含钠的食品还有许多，如我们经常接触的有酸菜、酱油、红肠、豆腐脑、蜜饯、泡菜等。专家把这类食品称为"隐形钠盐"，大量食用也会增加总的盐摄入量，使血压增高。世界卫生组织所建议每人每日 6 克食盐的量，应该把这部分"隐形钠盐"也计算在内。这样算下来，实际每人每日"纯摄入量"要比 6 克少得多。

有的资料介绍，平常我们吃的使用碱的馒头一个约含 1 克的盐。如果一天吃三个馒头就是 3 克，加上味精、酱油等含钠盐的其他食品的含量，那么钠盐日摄入量肯定大大超标。

镁盐通过舒张血管可以达到降压作用。所以，在吃含钠多的食物时，要补充含钾、钙、镁多的食物，使它们互相抵消，保持体内离子平衡。含钙多的食物大家比较熟悉，这里就不介绍了。含钾多的食物有马铃薯、南瓜、葡萄干、杏、香蕉、芒果、橘子、海带和烤红薯等。含镁多的食物有绿叶蔬菜、小米、荞麦面和豆制品等。

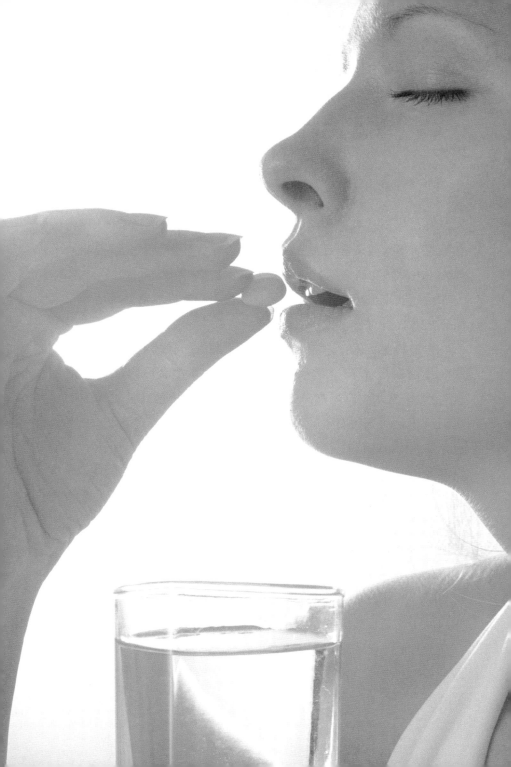

六、服用降压药效果不是很好，为什么

有一些高血压患者，经过一段时间的服用降压药，效果并不理想，这是什么呢？究其主要原因如下：

1. 不按医嘱、没有坚持服药。有的患者经常忘记服药或不按医嘱、服药不定时，随意增减药物及剂量。有的患者服药一段时间后，自觉症状减轻或消失，于是不继续服用药物了。如此反反复复"三天打鱼，两天晒网"，也会使降压效果变差。所以患者首先应在思想上高度重视，认真对待身体问题，按医嘱服药。

2. 其他疾病的影响。继发性高血压是由于其他疾病引起的高血压。增高的血压是这种疾病的一个症状。如果未将原发疾病治好，单纯地采取降压措施，是不会很很好的效果的。

3. 不健康的生活方式，不注重饮食调养。

4. 用药不当。由于每个高血压患者的发病原因及病情不同，其治疗原则也是不相同的。目前，抗高血压药物种类繁多，机制复杂，很难用一个统一的模式来对待每一个人。目前较普遍认可的原则是：按病情特点选药和联合用药。对于轻型高血压患者，在采用镇静药物，体育、物理疗法、针刺疗法等综合性措施无效的情况下，选择不良反应小的中草药或中西医复方制剂。另外，一种药物测重的只是某一方面，如果将作用机制不同的药物联合作用，就可提高疗效。考虑到某种药物的用量如果较大，其不良反应也可能较大，所以多数专家建议使用由小剂量多种降压药配伍制成的复方制剂。

5. 所用药物剂量不恰当。

6. 精神负担过重。

七、妊娠高血压应当如何防范

妊娠高血压是指妊娠中血压的收缩压高于 140 毫米汞柱或舒张压高于 90 毫米汞柱，或妊娠后期之血压比早期收缩压升高 30 毫米汞柱或舒张压升高 15 毫米汞柱。

妊娠高血压综合征，简称妊高征，是怀孕 5 个月后出现高血压、浮肿、蛋白尿等一系列症状的综合征，严重时会出现抽搐、昏迷甚至死亡，医学上称为"子痫"。对于妊娠高血压综合征，也不必担心，只要定期做产前检查，及早治疗，好好休息，病情多半可以得到控制并好转。那么应该如何预防妊娠高血压呢？

具体的方法有：

1. 妊娠早期进行定期检查。定期产前检查，随时了解自己的身体状况和胎儿的健康状况，主要是测血压、查尿蛋白和测体重。当感觉不舒服时应及时咨询医生，将可能发生的危险降低。

2. 注意休息和营养。心情要舒畅，精神要放松，争取每天卧床 10 小时以上，并以侧卧位为佳，以增进血液循环，改善肾脏供血条件。饮食不要过咸，保证蛋白质和维生素的摄入。正常的作息、足够的睡眠、保持心情愉快、减少心理压力对于预防妊娠高血压有重要的作用。平日卧床时，最好采用侧卧，以增加胎盘及全身器官的血流分布。不要站立时间太久，睡觉时将腿垫高，以利于血压循环。

均衡营养，不要吃太咸、太油腻的食物。多吃新鲜蔬菜和水果，应该进食鱼、肉、蛋、奶等高蛋白、高钙、高钾及低钠食物。每天坚持喝奶，因为乳制品中含有丰富优质的蛋白质和钙质，妇女怀孕后如果能够坚持每日喝杯牛奶或酸牛奶，则有助于预防妊娠高血压的发生。这是因为乳品中钙和钾等矿物质元素具有稳定

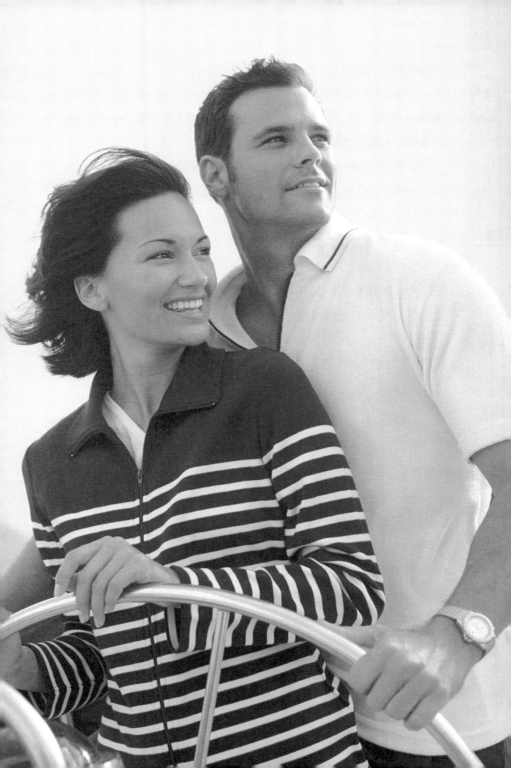

情绪和降低血压的作用。

3. 及时纠正异常情况。如发现贫血，要及时补充铁质；若发现下肢浮肿，要增加卧床时间，把脚抬高休息；血压偏高时要按时服药。症状严重时要考虑终止妊娠。

4. 注意既往史。曾患有肾炎、高血压等疾病以及上次怀孕有过妊娠高血压综合征的孕妇要在医生指导下进行重点监护。

5. 不能吸烟和减少被动吸烟：烟草中的尼古丁会使血管收缩，从而使血压升高。

6. 坚持体育锻炼：不要做动作过猛的低头弯腰、体位变化幅度过大以及用力屏气的动作，以免发生意外。散步、慢跑或长跑、太极拳、气功等使全身肌肉放松，促进血压下降。

八、高血压患者每日适合的运动量是多大

坚持适量的体力活动、体育锻炼，可预防和控制高血压。

一般来说，轻度高血压患者不影响患者的劳动能力，仍可胜任日常工作，并且还可以参加一些耐力运动，如快走、慢跑、骑自行车、游泳等。中度高血压，如果没有心脏、脑、肾脏等并发症，仍然可胜任一般工作，可以从事不超过中等强度的体力活动，但要注意劳逸结合。对于重度高血压，心、脑、肾等重要脏器已有损害的患者，工作能力、运动、锻炼均受到很大的限制，为了不增加这些重要器官的负担，则不宜做较大强度的运动。

高血压患者在进行体力活动时，要坚持一个原则，就是不论从事何种运动，都要注意运动的时间、运动的频率和运动的强度。运动强度依心率而定，最大心率=210−年龄。为安全起见，用最大心率的70%以下，作为运动量的指标，如一个年龄为60岁的高血压患者，其运动量为70%×（210−60）=105，也就是说，患者运

动时以每分钟心率不超过 105 次为宜。同时还应结合患者平时心率、运动时血压变化和患者的自觉症状来调整运动量。至于运动时间，有采取每周 3 次，每次 1 小时的，有每日定时运动的。例如采取定时散步、慢跑，坚持每日 1 次，每次 30~60 分钟，就是安全有效，方便易行的方法。所谓循序渐进，量力而行，就是开始时运动量要小一点，逐步增加，以活动后不过度疲劳为度，并要长期坚持。

坚持劳动和体育锻炼可以提高心血管系统的功能，增强体质，对于保持健康的体魄是很重要的。

九、高血压患者血压降到什么水平最适宜

高血压患者药物降压治疗的目的，是为了减少和防止并发症的发生，已经有了心、脑、肾并发症的高血压患者，在降压的同时，还必须考虑到组织的血液供应能否满足靶器官的需要，因此，降压的程度和速度，也是一个十分重要的问题。

血压降到什么水平最适宜，应视患者的年龄、高血压的严重程度、有无并发症及是否患有其他疾病等综合判断。

1. 老年高血压患者因为小动脉硬化，一般以收缩压单独升高为主要表现，使收缩压逐步下降到 150~160 毫米汞柱左右，并维持在此水平即可。若同时伴有舒张压升高，则宜将舒张压控制在 90~95 毫米汞柱，如果患者年龄超过 80 岁，而舒张压升高不明显，可以不治疗。

2. 一般高血压患者若没有严重合并症者，可将血压降至正常范围，140/ 90 毫米汞柱。

3. 儿童及青少年高血压应将舒张压控制在 90 毫米汞柱以下。儿童及青少年对高血压的耐受性较强，一般不易发生脑卒中和心

肌梗死等，降压治疗不必过速，数周或数月将血压降至正常即可，并应将治疗的重点放在寻找高血压的病因上。

4. 若病程长，合并有冠心病的患者，舒张压不宜降至 90 毫米汞柱以下，以免诱发急性心肌梗死。

5. 合并有脑供血不足，或肾功能不全，降压不宜过低，并应遵循逐步降压的原则。

6. 对于需要立即降压处理的高血压急症，如高血压脑病，急性左心衰竭合并肺水肿，急性心肌梗死等，应在 1 小时内给予降压，但降压幅度应有一定限度，一般不超过 25%~30%，或根据治疗前水平，使收缩压下降 50~80 毫米汞柱，舒张压下降 30~50 毫米汞柱，不要求迅速降至正常。

7. 高血压合并糖尿病时，为了延缓糖尿病小血管病变的进展，血压可适当降得更低些，具体要求是舒张压大于 100 毫米汞柱者，降到 90 毫米汞柱，舒张压为 100 毫米汞柱者，进一步降低 10 毫米汞柱，最好能降至 120/80 毫米汞柱。

十、女性高血压患者使用阿司匹林时应注意什么

阿司匹林即乙酰水杨酸，具有解热镇痛作用，还有抗炎抗风湿作用，并能促进尿酸的排泄。此外，尚能抗血小板聚集，降低血栓发生的危险。在心血管疾病中应用广泛，疗效确切。但是，女性高血压患者在服用阿司匹林时，要注意该药的不良反应如出血。

女性高血压患者，由于女性的生理特征，在月经期凝血功能有可能减低，阿司匹林有可能使经期延长，经量增多，因此月经期的患者最好能适当减量，以策安全。女性患者大多有不同程度的肾功能损害，而阿司匹林会影响肾血流量，女性高血压患者服

用阿司匹林可能导致并加重肾功能损害，还可能导致出血倾向的加重。因此，血压高于170毫米汞柱/110毫米汞柱，患有严重动脉粥样硬化的患者，一般不应长期服用阿司匹林，而近期发生过由高血压引起脑出血的女性患者，也不应使用阿司匹林，以免诱发或加重脑出血。另外，女性高血压患者合并有肝病、胃病、糖尿病、哮喘等，也不宜长期服用阿司匹林。总之，女性高血压患者在医生指导下，可以服用阿司匹林，但应注意以下事项：

女性高血压患者应在医生指导下服用阿司匹林，并注意以下几点：

1. 血压控制良好，一般维持在130毫米汞柱/85毫米汞柱，且无头昏、头痛等症状者，可以服用阿司匹林。但要注意的是，阿司匹林仅起减少血栓形成，防止动脉粥样硬化的作用，并非降压药，患者切不可本末倒置。

2. 服用阿司匹林前，先检查自己的身体状况。应先检查凝血机制，包括血小板计数、凝血酶原时间、肝肾功能等。如果血小板计数偏低、凝血功能不正常或肝、肾功能不佳，则不宜服用阿司匹林，出现这种情况，一定要在医生指导下服用其他药。

3. 服用阿司匹林期间，应密切观察其不良反应，一旦发现皮肤瘀斑，口腔、鼻腔出血，大便变黑等，应想到可能是阿司匹林所致，要及时就医。另外，还要经常检查尿常规，发现蛋白尿或管型尿，应立即停用阿司匹林并及时就医。

血压高于170毫米汞柱/110毫米汞柱，患有严重动脉粥样硬化的女性高血压患者，一般不应长期服用阿司匹林，而近期发生过由高血压引起脑出血的女性患者，也不应该使用阿司匹林，以免诱发或加重脑出血。

十一、如何自判血压高低

高血压患者一旦出现不适症状，及时测量血压了解病情发展是最可靠的方法。但是有时由于一些特殊的情况，如出差、旅游，手边一时又没有血压计，或者又不便去医院，那么是否能通过自我感觉和简便的方法来识别血压的高低呢？

下面介绍几种自我判断血压高低的方法。

（1）通过自我感觉加以甄别：头痛、脑涨、颈根部发酸是血压增高的常见症状，重时可导致两侧颞部（相当于太阳穴位处）出现跳痛，并伴随轻度恶心。而血压降低则以头晕、周身无力、嗜睡、走路不稳表现为主。

（2）摸脉搏法：血压增高时，脉搏跳动有力，常合并心慌感，平卧时可听到自身的心脏搏动声。血压降低时，脉搏细而快，同时常引起胸闷、气短和耳鸣发生。

（3）根据服药情况进行推论：如果在维持用药的过程中，出现的不适症状，结合前面列举的低血压的一些症状，则以血压降低的可能性较大。若发生在漏服降压药物的情况下，多半是因药量不足导致的血压增高。

（4）服药试验法：在难以鉴别血压增高或降低的情况下，同时又倾向于血压增高的可能性大（结合前述），可以试服降压药。如服药后症状得以改善，说明 药量不足，应对降压药进行调整。即使是原血压偏低，少量加服降压药也不会造成严重的低血压发生。过高的血压对患者生命安全带来的威胁要远远超过一时偏低的血压。

十二、哪些因素会增加高血压危险

近几年来，高血压的发病率有逐年上升的趋势。高血压早期可无明显不适感，直到发生严重并发症如心血管意外和脑血管意外。高血压急症是在高血压病发展过程中还有其他很多诱因，如遇到家庭矛盾激化，患者焦虑不安、烦躁及恐惧等，导致血压骤然升高所引起的一种急危重症。高血压急症包括高血压脑病及高血压危象，具有生命危险，必须及时救治方能缓解病情，降低病死率。

因此，高血压可被称为无声杀手。经过大量的流行病学调查发现，高血压的发生与如下危险因素有关：①遗传。② 肥胖。③嗜酒。④ 摄盐过多。

高血压患者的发病因素有很多，病情发展到一定的阶段后，无论任何类型高血压，都会引起程度不同的血管和脏器损害，出现脑、心、肾脏和眼底等并发症。高血压患者的这种靶器官损害与血压状况的密切关系近年来被国内外许多高血压病专家发现，有些高血压患者很少出现并发症，而有些高血压患者易出现并发症。具体与下列因素有关：

（1）血压水平：研究表明，血压水平与高血压的危害性成一定的比例关系。血压越高，靶器官损害也就越大。

（2）高血压类型：高血压病按其血压增高情况可分为 3 种类型，即单纯舒张压增高、收缩压和舒张压均增高（经典型高血压）、单纯收缩压增高。以往认为收缩压增高与人类自然老化密切相关，对预后影响较小，舒张压升高对患者危害性大，而舒张压增高才是主要有害因素，所以 治疗的目标是降低舒张压。医生们近年来已经开始认识到收缩压高很重要，在预告心血管疾病病死率、病残率及总的病死率方面，收缩压相比舒张压要更准确。

（3）高血压的危险因素族：高血压本身影响靶器官的损害，当高血压患者合并其他危险因素时更容易引起或加重靶器官的损害。这些危险因素包括高胆固醇血症、吸烟、心血管疾病家族史、糖尿病等。同一水平的高血压患者，合并危险因素越多，心血管系统并发症发病率也越高。这说明危险因素之间，存在着对心血管系统损害的协同作用。

（4）高血压病程：国内外许多研究证实，高血压病程越长，心脑和肾脏等靶器官损害程度也就越严重，并认为病程的长短明显地影响着高血压并发症的发生率。病程大于 10 年的高血压病患者眼底动脉硬化、脑梗死、左心室肥厚、心律失常、心力衰竭、尿蛋白和尿素氮增高的发生率均明显地高于病程小于 10 年者。其中脑梗死、左心室肥厚和肾功能损害的发生率增高更为明显。

十三、重症高血压如何治疗

重症高血压患者需要迅速降压并住院治疗，快速降压时的口含药物有卡托普利片、硝酸甘油等。过去常用硝苯地平舌下含服或口服，但众多临床试验证明硝苯地平对于急性心肌梗死、充血性心力衰竭以及冠心病二级预防有害无益，口服或舌下含化硝苯地平还可引起晕厥、心肌梗死甚至死亡，故目前对高血压急症和类似高血压急症时均主张放弃使用短效钙拮抗剂。可用卡托普利 12.5~25 毫克舌下含服，一般 10~30 分钟可见血压下降，作用维持 4~6 小时。赢得宝贵时间后，患者即可被送往医院。

十四、高血压患者如何进补

高血压患者往往有头晕头痛、面红耳赤、口干口苦等症状，

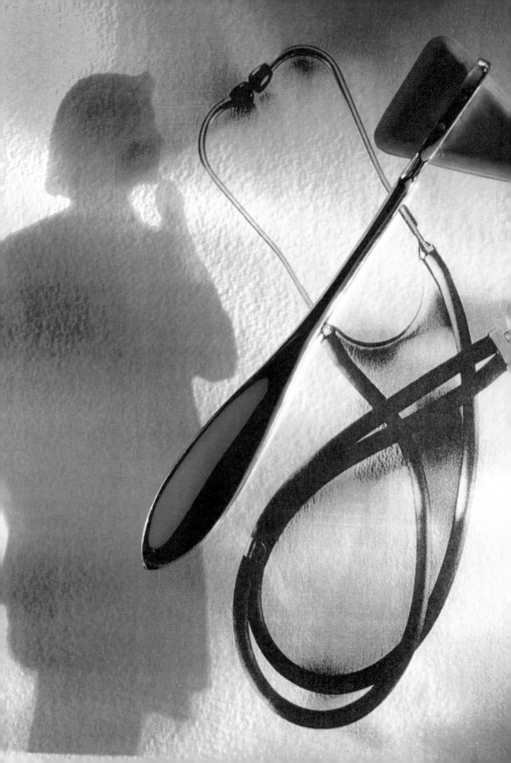

似乎与进补无缘。有人觉得，补品补药多数能使血压上升，对高血压患者不利，搞不好还会发生危险。其实不然，从中医的观点来看，高血压患者也可通过进补来纠正人体的阴阳平衡，调整机体的失调，降低血压。只要牢牢把握"辨证施治"的准则，因人因症地选择补品，就会收到较好的结果。除了肝火上升型属实证不宜进补外，其他各型都属虚证或虚实夹杂证，都可以适当进补。

患者如果经常出现头晕、目眩、心烦失眠、口干舌燥、腰膝酸软等肝肾阴虚、肝阳上亢诸症时，可常用枸杞子、制首乌、桑寄生、杜仲及阿胶等补肾滋阴平肝的药物，也可选用六味地黄丸、杞菊地黄丸、首乌片等内服。

对于心火偏盛、用脑过度，出现心烦失眠、心慌心跳的高血压患者，可内服朱砂安神丸、宁心安神丸、补心丸等。

失眠头晕、健忘、面色红润、神疲乏力等气血两亏者，可适量选用白术、黄芪、党参、当归、炙甘草等煎水内服；或党参、参芪膏等，逐日3次，每次一汤匙，温开水冲服；也可用黄芪10克，党参10克炖瘦肉；或用龙眼肉适量泡茶饮等，如伴有贫血者上述方法疗效更佳。

有条件的患者，还可适量服用生晒参。但必须注意，用参用性质偏凉者，决不能用性质偏热者。同时，还要掌握收缩压最高不超过22.6千帕者才能服用。

对妇女更年期，因阴虚火旺而引起血压升高、头晕、面红、烦躁不安、便秘者，可选服杞菊地黄丸、六味地黄丸、大补阴丸及熟地、阿胶、黑芝麻、胡桃肉等；也可用仙茅、仙灵脾、巴戟、知母、黄柏、当归各等份，煎成浓汁，逐日2次，每次一汤匙温水冲服，有较好疗效。

而其他不论何种类型的高血压，都可以得当选服滋补性药物补益气血、调整阴阳、稳定血压。

但必须指出的是，凡刺激性物品如烟酒、辛辣等品，易伤津耗津，对血压高者都是有害的，以不吃为好；盐能吸附水分，加重心肾负担，要少吃；滋阴之品，蔬菜、水果等对平衡血压有益，宜多吃。对血压较高者应按医嘱服降血压药物，如坚持服用不良反应少的复方降压片。

第三节　结　语

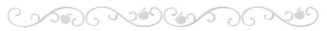

以上已将高血压这一国人常见疾病的有关知识，向读者作了较为全面介绍，相信各位会对高血压的发病原理、诊断、治疗、调养等问题，有了一个较为清醒的认识。

作为一名医师，笔者不仅希望各位读者能了解这些内容，更期待各位能在与高血压的抗争中，切实贯彻这些内容，并能恢复健康的身体，迈向幸福快乐的人生。

然而，高血压患者首先应了解的是，高血压是一种慢性疾病，目前虽然中、西医都可以使血压下降并恢复正常，但要想根治高血压都还有不小的难度。随着医学科学的进步和发展，以及医病双方的积极努力，对高血压的疗效将会越来越好。

高血压患者首先应了解的是，高血压虽然难治，却并非不治之症，患者完全不必要过分悲观失望。精神的过度紧张不仅不必要，反而有加重病情的坏处。因此，患者应保持积极乐观的态度，相信科学，配合医生的治疗，严格按照医嘱服药、治疗，多加注意有关高血压知识的学习。若能如此，完全治愈高血压并非是可望而不可及的事情。

鉴于高血压的原因繁多，病情复杂，不同的患者遇到种种不同的问题，本书虽然较为全面地介绍了有关高血压的知识，但难免有挂万漏一之处，很难令所有的患者都满意。

总之，医生和患者、笔者和读者的目的是一致的，那就是希望能将令人困扰的高血压尽快消除，这一目标的实现，尚需我们的共同努力。